Health Statistics
Made Simple

やさしい保健統計学 ［改訂第5版増補］

元国際医療福祉大学大学院教授
縣 俊彦 著

南江堂

改訂第5版増補の序

　本書は，看護学，およびその関連分野の人々を対象とした統計学の入門書である．初版の刊行から約25年，改訂5版の刊行から6年がたち，第13章の統計数値の更新とコンピュータに関連する記述を見直し，増補として刊行することとなった．とかく統計学は難しい，難解だ，などといわれ敬遠される学問領域に属している．しかし，小規模な調査や実験をしたとしても，それを研究会や地方会などで報告する場合には，統計的処理がなされていないと，意味がないとか，科学的でないといった非難・批判を受ける場合も間々みられる．そういった批判が必ずしも的を射ているとは限らないが，本書は，そのような状況に対応できるように統計学，とくに保健統計学の基礎的手法，標準的方法を中心に解説したものである．また，実際に調査や実験を行う前に，どのような点に注意して，調査計画や実験計画を組めばよいのか，などの点も標本抽出の考え方とともに解説している．

　わが国における看護職員養成教育は平成4年成立（平成23年改正）の看護師人材確保法（通称）や1県1看護大学構想の下，各地で看護大学，看護学部，看護学科，保健衛生学科が設立され，東京医科歯科大学，東京慈恵会医科大学などをはじめとして，現在では，看護系大学は250校以上になっている（平成30年4月）．従来の数校の看護師養成大学に加え，ようやく日本でもアメリカなみの看護教育が高等教育として活動を始めた感がある．しかし，平成18年4月の診療報酬改定（平成24年再改定）で，入院病棟の看護師配置によって，病院が受け取れる入院基本料が増減する新基準導入により，看護師集めを展開する大病院に対し防戦に追われる中小病院という構図で，看護師不足感はいっそう強まっている．2025年における看護師の需要は200万人，供給は180万人と見込まれており看護師不足という状況は当分続くものと考えられる．一方，看護師養成施設の大部分は専門学校のレベルが中心であり，看護教育の目的は実務に通じた看護師を養成することが主眼となっているのが現状であるのもまた事実である．

　こうした現状の下，本書は看護学生（大学，短大，専門学校）や保健師学校の学生が限られた時間での統計学，保健統計学の授業の中で，標準的な手法を理解し，保健統計の常識を身につけ，さらには，最近の情報社会の進展に対応できる能力を養成できるものとなっている．あるいは，実際の看護業務や保健師業務をはじめ，直面する問題の解決法に苦慮している看護師，保健師を対象読者として書かれているものである．

　すなわち，このテキストはコンピュータ技術の発展，対象読者（看護学生，保健師学生，若手の看護師，保健師など）の行動様式も考慮し，今までになかったものとなっている．そして，その特徴は，

1. 統計学の基礎に重点をおく
2. むずかしい数式を少なくし，コラム解説"ちょっとした悩み"を設ける．
3. 例題を多くし，解説をていねいにする．
4. 情報社会の理解，コンピュータ教育も可能なものとする．
5. 国民保健の現状，将来なども含める．

である．

「1. 統計学の基礎に重点をおく」については，統計学の基礎的，入門的，標準的手法の解説に力点をおくということである．看護研究や地域での研究を進める場合にはさらに複雑な手法，たとえば多変量解析なども必要となる場合もあるだろうが，その際には他の参考書を利用するか，生物統計の専門家に相談する必要があるであろう．

　「2. むずかしい数式を少なくし，コラム解説"ちょっとした悩み"を設ける」については，数式の記述もできる限り日本語をそのまま用い，むずかしい数式記号はほとんどなくしたので，数式アレルギーの人たちにも入り込みやすいし，式の意味もわかりやすくなっていると思う．そして"ちょっとした悩み"では，一般のテキストでは説明されていないが，実際場面では，重要かつ，悩みやすい事項について解説しているので，実務，研究面で有用と思う．

　「3. 例題を多くし，解説をていねいにする」ことで，実際に自分たちの直面する問題についても応用が簡単にできるものと考えられる．

　「4. 情報社会の理解，コンピュータ教育も可能なものとする」や「5. 国民保健の現状，将来なども含める」ということで，情報社会の現代，未来を生きていく若い看護師や保健師達のコンピュータに対する適応力を養い，保健医療従事者としての常識も身につくように心掛けている．

　また本書の記載内容は大きく4つのレベル（LEVEL）に分けて記載してある．各項目のはじめに示してあるので，自習の際の参考にしてほしい．LEVEL4は最初は読み飛ばして差し支えない．実際の必要な場面に遭遇したとき，他の参考書と併せて読んで理解していただきたい．

　レベルの内容は

　　　　　◆ LEVEL 1 ◆　基礎的必須事項
　　　　　◆ LEVEL 2 ◆　基礎的重要事項
　　　　　◆ LEVEL 3 ◆　やや応用的事項
　　　　　◆ LEVEL 4 ◆　応用的事項

となっている．おおよその目安として

　　　　短大，専門学校　　　　　LEVEL　1＋2＋3
　　　　4年生大学，専攻科以上　　LEVEL　1＋2＋3＋4

と考えてよいであろう．

　また，各章のはじめにKEY WORDSを設けたので，その言葉の意味内容はしっかり把握していただきたい．

　本書によって，統計嫌いの人が少しでも減り，保健統計学は便利で有用なものであることを理解してくれる人が増えることを願ってやまない．執筆にあたっては，完全無欠をめざしたつもりであるが，不備や欠点がみつかるかもしれない．お気づきの点があれば，遠慮なくご意見，ご批判をいただきたい．次回改訂の際の参考として利用させていただくつもりである．本書が多くの人の目にとまり，教育上，実務上に役立つことを願ってやまない．

　本書を執筆するにあたり，千葉大学医学部縣千聖氏，東京慈恵会医科大学梶原千絵子医師をはじめとする皆様にも多大な協力とご援助をいただいた．また，南江堂出版部諸氏にも非常にお世話になった．ここに記して感謝の意を表したい．

　　　2019年2月

　　　　　　　　　　　　　　　　　　　　　　　　　　　　　　　　　　　著　者

目次

1 保健統計の必要 ... 1

2 尺度と度数分布 ... 5
- 2・1 統計資料の尺度 ... 5
- 2・2 度数分布表 ... 7
  - 2・2・1 度数分布表のつくり方 ... 7
- 2・3 度数分布図の作成 ... 10
- 練習問題 ... 12

3 代表値 ... 15
- 3・1 平均値 ... 15
  - 3・1・1 算術平均 ... 15
  - 3・1・2 幾何平均 ... 17
  - 3・1・3 調和平均 ... 18
- 3・2 中央値(中位数)・四分位数・百分位数 ... 19
- 3・3 最頻値 ... 21
- 3・4 代表値の特性のまとめ ... 23
- 練習問題 ... 24

4 散布度 ... 25
- 4・1 散布度(バラツキ) ... 25
- 4・2 標準偏差 ... 26
- 4・3 標準偏差の和 ... 29
- 4・4 範囲(分布幅),四分位偏差 ... 30
- 4・5 平均偏差 ... 30
- 4・6 変異係数 ... 30
- 練習問題 ... 32

5 相関と回帰 ... 33
- 5・1 相関係数 ... 33
- 5・2 相関関係と因果関係 ... 37
- 5・3 順位相関係数 ... 38
- 5・4 回帰直線 ... 40
- 練習問題 ... 43

6 確率・順列・組み合わせ ... 45
- 6・1 確率 ... 45
  - 6・1・1 確率の加法定理―排反前提の場合 ... 46
  - 6・1・2 確率の加法定理―一般の場合 ... 47
  - 6・1・3 確率の乗法定理 ... 47
- 6・2 順列 ... 49
- 6・3 組み合わせ ... 50
- 練習問題 ... 51

7 確率分布 ... 53
- 7・1 正規分布 ... 53
- 7・2 正規分布の性質 ... 56
  - 7・2・1 正規確率紙 ... 56
  - 7・2・2 対数正規確率紙 ... 57
  - 7・2・3 カイ二乗(χ^2)分布 ... 57
  - 7・2・4 t分布 ... 58
  - 7・2・5 F分布 ... 58
- 7・3 一様分布 ... 59
- 7・4 二項分布 ... 59
- 7・5 指数分布 ... 61
- 7・6 ポアソン分布 ... 61
- 7・7 幾何分布 ... 62
- 練習問題 ... 63

8 母集団統計値の推定 ... 65
- 8・1 母集団と標本 ... 65
- 8・2 母集団平均の推定 ... 67
  - 8・2・1 母平均の点推定 ... 68
  - 8・2・2 母平均の区間推定 ... 68
- 8・3 母比率の推定 ... 71
  - 8・3・1 正規分布による近似 ... 71
  - 8・3・2 F分布から算出する方法 ... 73
- 8・4 母相関係数の推定 ... 74
  - 8・4・1 母相関係数の有意性の検定($\rho=0$の検定) ... 74
  - 8・4・2 母相関係数の推定($\rho \neq 0$の場合) ... 74
- 8・5 標本設計,標本数(サンプル数) ... 75
  - 8・5・1 母比率の検定に必要な標本数 ... 76
  - 8・5・2 母平均の検定に必要な標本数 ... 77
  - 8・5・3 2つの標本比率の検定に必要な標本数 ... 78
  - 8・5・4 2つの標本平均の検定に必要な標本数 ... 79
  - 8・5・5 標本数nが等しくない場合($n_1 \neq n_2$) ... 80
- 練習問題 ... 81

9 仮説検定(1) ……… 83

- 9·1　仮説検定 ……… 83
- 9·2　母分散が既知の場合の母平均に対する検定 ……… 86
- 9·3　母分散が未知の場合の母平均に対する検定 ……… 88
- 9·4　母比率の検定 ……… 90
  - 9·4·1　二項検定 ……… 90
  - 9·4·2　正規分布に近似する方法 ……… 90
- 9·5　標本相関係数と母相関係数の比較 ……… 91
- 練習問題 ……… 93

10 仮説検定(2) ……… 95

- 10·1　対応のない2組の平均値の差の検定 ……… 95
  - 10·1·1　母分散が既知の場合, $\mu_1 = \mu_2$ の検定 ……… 96
  - 10·1·2　母分散が未知だが等しい場合, $\mu_1 = \mu_2$ の検定 ……… 97
  - 10·1·3　母分散が未知で等しくない場合, $\mu_1 = \mu_2$ の検定 ……… 99
- 10·2　対応のある2組の平均値の差の検定 ……… 102
- 10·3　比率の差の検定 ……… 103
  - 10·3·1　正規分布に近似する方法 ……… 103
- 練習問題 ……… 105

11 仮説検定(3) ……… 107

- 11·1　適合度の検定 ……… 107
- 11·2　独立性の検定 ……… 109
- 11·3　対応のある2標本の比較 ……… 111
  - 11·3·1　符号検定 ……… 111
  - 11·3·2　ウィルコクソンの符号付順位検定 ……… 112
- 11·4　クラスカル・ウォリス検定 ……… 113
- 練習問題 ……… 116

12 分散分析法 ……… 117

- 12·1　一元配置分散分析 ……… 117
- 12·2　二元配置分散分析 ……… 121
- 12·3　ラテン方格法 ……… 125
- 練習問題 ……… 126

13 国民保健の現状 ……… 129

- 13·1　人口静態 ……… 130
  - 13·1·1　全国総人口 ……… 130
  - 13·1·2　人口ピラミッド, 年齢別人口 ……… 131
  - 13·1·3　将来推計人口 ……… 132
- 13·2　人口動態 ……… 132
  - 13·2·1　死亡, 死産 ……… 133
  - 13·2·2　出　生 ……… 140
  - 13·2·3　婚姻, 離婚 ……… 142

14 統計図表の作成と分類 ……… 143

- 14·1　統計図表の作成基準 ……… 143
- 14·2　統計図表の分類 ……… 144

15 コンピュータを活用した統計解析の一例 ……… 149

- 15·1　コンピュータの活用 ……… 149
  - 15·1·1　分析ツールの活用（統計データを分析する方法）……… 149
  - 15·1·2　統計関数について ……… 151

✦ 練習問題解答 ……… 159

✦ 付　表 ……… 173
- 対数表 ……… 174
- 二乗表 ……… 176
- 標準正規分布表 ……… 178
- ポアソン分布表 ……… 180
- t 分布表 ……… 181
- z 変換表 ……… 182
- カイ二乗(χ^2)分布表 ……… 183
- F 分布表 ……… 184
- ウィルコクソンの符号付順位検定表 ……… 194

✦ 索　引 ……… 195

? コラム解説：ちょっとした悩み

- 計算は何桁まですればよいか？ ……… 18
- 検定を行う前に考えておかねばならないこと ……… 101
- どの検定法がよいのか？ ……… 126
- 結果の解釈について ……… 127

統計手法選択早見表

	比尺度，間隔尺度 （パラ，数値）	間隔，順序尺度 （ノンパラ，数値）	名義尺度 （カテゴリー）	例
1標本	平均値の検定 9·2, 9·3		母比率の検定 9·4 χ^2 検定 11·1	コレステロールの差 r 回以上起きる確率 男女半々に生まれるか 病院での男女出産の差
対応 2標本	1標本 t 検定 10·2 母相関係数の推定 8·4 標本・母相関係数比較 9·5 積率相関係数の検定* 回帰係数の検定*	ウィルコクソンの符号付順位検定 11·3 順位相関係数の検定*	符号検定 11·3 McNemar 検定*	5年後のコレステロール量の差 血圧とコレステロールの相関 看護予定の良否 データ対の差の順位が明確なとき
独立 2標本	2標本 z 検定，t 検定 10·1 相関係数の比較 9·5 比率の差（正規近似）10·3	Mann-Whitney の U 検定* Kormogorov-Smirnov 検定*	比率の差（χ^2）10·3 2×2 分割表 χ^2 検定* Fisher の直接確率法*	2病院 Hb 量の差 標本相関係数が母数と同じか 治療法の差
独立 多標本	一元配置分散分析 12·1	クラスカル・ウォリス検定 1'·4	$k×l$ の独立性の検定 11·2	$k×l$ のカテゴリーの関連性 3種の看護法と予後5段階の比較 4種の血圧計の差
対応 多標本	二元配置分散分析 12·2	Friedman 検定*	χ^2 独立性の検定*	3台の血圧計と4人の看護師での差

数字は本テキストでの章を示す．*本書では解説していないが比較的利用される検定

1 保健統計の必要

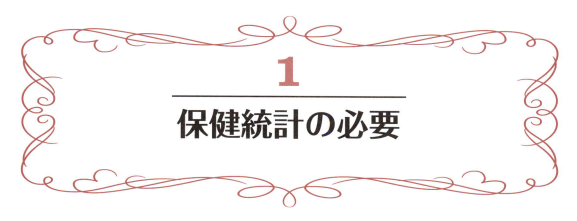

KEY WORDS
保健統計　公衆衛生看護　地区診断　変動
推測統計学　保健統計指標

統計学とは，集団での現象を数値で表現し，適切な方法を通して，"その集団"における全体的規則性をはっきりさせようとする学問である．その内容は記述統計学と推測統計学とに分類される．

統計学の歴史を考えると，すでに古代インドにおいては，農業関係で簡単な統計が残されている．しかし，一般にはウィリアム・ペティ(William Petty, 1623-1687，イギリス)が『政治算術』という著書において，平均値，比，率などを用い，各種経済事象を解説したことにはじまる．保健統計に関してはジョン・グラント(John Graunt, 1620-1674，イギリス)が小児疾患の保健統計調査を行い，死亡率の地域差を解明したり，人口推定方法の研究をしており，これが最初とされている．また，天文学者エドモント・ハレー(Edmund Halley, 1656-1742，イギリス)も『ブレスラウ市の興味ある出生，死亡表より測定した人類死亡率の推計』を著し，生命保険・年金計算の基礎を築いている．

統計学を英語で statistics というが，これは static(静止)を語源としている．これはドイツで発達したドイツ大学派，国勢学派に由来している．国勢学派は「統計学(Statistik)は静止(static)している国史であり，国史は経過している統計であり，国家記録である」という考え方で，全数調査を基本とし，標本や確率の考え方はなかった．つまり，このドイツ大学派，国勢学派は推定も検定も考えていなかったのである．しかし，昨今のように，コストベネフィット(費用便益)，コストイフェクティブネス(費用効果)の考え方が普及してくると，効率もよく精度の高い標本調査に力点がおかれてくるのは自然の流れであり，そこでは標本や確率の考え方は重要であり，推定・検定の考え方が浸透してきた．

保健統計　看護およびその関連分野で，統計学，とくに保健統計学を学ぶ理由のひとつに，全体的あるいは客観的なものの見方を身につけるということがある．

公衆衛生看護　　公衆衛生活動を行う場合，物事を全体的(客観的)にとらえ，現状を把握し，活動方針を決定していくことが重要である．「公衆衛生看護」と呼ばれる分野や保健師の業務活動の基礎は，担当分野の現状分析にはじまり，計画の立案，その実施，さらに評価などの各段階で統計的方法により，事実を科学的に把握し，客観的に表現することにある．

　　また，われわれの日常業務は限られた予算と人員で行われている．当然そこでは，何がもっとも重要な仕事か，2番目に重要な仕事は何かを判断して仕事の優先順位を考えねばならない．それにはまず，該当地区の現状および過去から現在にいたる推移を知らねばならない．つまり，**地区診断**をして，地区の衛生状態，社会経済状態，通信連絡網の整備状況などをきちんと把握しなくてはならない．

　　統計をとってみると，ある地区はよその地区に比べて，どんな点が優れており，どんな点が劣っているのかはっきりしてくる．たとえば，悪性新生物死亡率は低いが，心疾患での死亡率は高いというようなことがわかる．また，収入はどうだとか，教育レベルはどの程度か等を知る必要がある．そういうことは，地区を巡回し住民と接するとおおよその見当のつくことかもしれない．しかし統計をとれば衛生状態や社会経済状態が数字ではっきり示される．それゆえ統計は地区診断をするとき必要で，しかももっとも重要なデータバンクのようなものといえよう．

　　統計によって，ある地区の衛生状態や社会経済状態が，どういう点でよそより優れていて，どういう点でよそより劣っているかがわかれば，どういう仕事に力を集中しなければならないかという方針もおのずから決まるだろう．それで保健統計は，公衆衛生という大事業のもっとも重要な基礎工事の役割を果たす．そういうわけで，公衆衛生に携わる人々は保健統計のひと通りの知識をもっていなければならない．またどのような通信連絡網があるかを把握しておけば，どのような保健情報をどのような手段で流せばよいのかおのずと明白になる．

生物統計　　保健統計を学ぶ理由は，生物としての人間の特殊性がある．つまり，**生物統計**学的考え方である．各個人の特殊性とは，生理的変動であり，運動，食事など各種要因により変わり，誤差変動といえるものである．しかし，集団全体として考えたときには，集団の特徴により，測定値はもっと大きい変動の幅をもつ．つまり，集団間(たとえば，病人と健康人との間)の差異は，個人の誤差変動の幅よりもはるかに大きく，集団としての差がはっきり出る．しかし，個人の誤差変動がかなり大きく，集団間の差があまり大きくないと，全体としてみた場合，誤差変動の中に集団間の差が埋まってしまい，その差を見いだすのが困難な場合がある．このような場合に，集団間の差の存在を示すためには，統計的手法を使用しなければならない．これが前述の推測統計学ということになる．

看護研究　　また，**看護研究**を推し進めようとするとき，効果の判定をする必要の生じる場合がある．すなわち，看護業務，看護研究を，看護そのもの(排泄介助，全身清拭など)と，診療および検査への協力(点滴，採血など)の2分野の中で実施していく場合，これらの諸活動を通じ，さらにいろいろの要因を分析し，要因間の関

係を見いだす，いわゆる統計的分析が必要となる．その際，まず第1に使われるのが記述統計，次に推測統計といってもよいであろう．記述統計学とは，要約と記述ということである．今日の情報社会では多くの情報がわれわれの前にあふれている．その中で，イメージ的に理解され，インパクトの強い情報のみが人々の記憶に残り，他は消えていく．つまり，いかに全情報の要点をまとめ，上手に表現して，対象の視覚や直感に訴えるかが保健統計の分野でも重要なポイントになってくる．たとえば，平均を出し，ヒストグラムをはじめ図表化する手腕が重要となってくる．

推測統計学　推測統計学とは推定と検定を主な内容としている．仮に地域で，予防接種をする場面を考えてみよう．公衆衛生看護従事者の仕事は何であろうか？予防接種の後のことを考えてみよう．予防接種が終わったあと，予防接種を受けた人々のその病気の発病率と予防接種を受けなかった人々の発病率とを比較して，どのような差があるのか判定する必要があろう．また，予防接種がどの程度に有効であったかを正しく判定し，その原因も究明しなければならない．あるいは副作用がどの程度あるのか，実用上問題がないのか等も検討していく必要がある．最近のインフルエンザワクチンのように効果があいまいなら，次の予防接種のときには接種対象者（あるいは保護者）に効果，副作用，有効性などの実状を説明せねばならないし，ほかの予防措置も考慮しなければならないだろう．また予防接種が有効だと判定されたら，いっそう普及するよう啓蒙活動をすべきである．

一方，無菌性髄膜炎の副作用が問題になっている，はしか・おたふくかぜ・風疹の新三種混合(MMR)ワクチンについては，厚生省（現厚生労働省）は1993年4月，当分の間接種を見合わせることを決めた．従来から問題が指摘されていたワクチンに加え，比較的安全性が高いとして1992年に新たに導入されたものについても，1,000～1,700人に1人という高い確率で副作用が出ることがわかったための措置である．また，予防接種法の改正に伴い，2012年より4種混合（麻疹，風疹，ジフテリア，ポリオ）ワクチンが接種開始となった．

ところで，2群間（予防接種群と非接種群など）で，発病率の差が著しいときは予防接種の有効性は記述統計のみでも判断可能である．しかし有効性があまりはっきりしないときは，推測統計学の知識を駆使しないと判断ができない．

1996年に大流行したO157感染症は，1996年に約9,500人の患者が出，12人が死亡した．流行の中心となった大阪府堺市周辺ではカイワレダイコンが犯人視され，一時出荷が停止された．1997年には約1,500人の患者で3人の死亡者，1998年は約1,400人の患者で4人死亡者が出，イクラが問題視された．その後，1999～2006年は，患者1,000～2,000人，死亡者もごく少数と，流行もやや落ち着いた様相である．

1996年には世界的に狂牛病の流行をみた．英国産の牛が発生源とされ，各国が輸入を中止した．

しかし，2001（平成13）年9月21日に日本国内において初めて狂牛病(BSE)の発生が千葉県で1頭確認され，その後，数頭確認されたため，食肉業界はパニッ

ク状態になった．

　なぜ，日本で狂牛病が発生したかというと，1990年代初頭，英国が自国で売れなくなった肉骨粉飼料（食肉処理の過程で得られる肉，皮，骨等の残滓から製造される飼料原料）を，日本などのアジア諸国で投げ売りしたため，その飼料を食べた牛から発生しているためではないかといわれている．

　これらの因果関係の推定には，統計学が大きな役割を果たしている．つまり，集団間の差を見いだすとか，2群間での効果を判定するというような場合，推定と検定を主な内容としている推測統計学が重要な役割を果たしているのである．

　また，保健統計という観点からすれば，WHO（世界保健機関）や厚生労働省をはじめとする各種機関から発表される保健統計指標にも眼を配り，世界レベル，国レベル，都道府県レベルでの，各指標がどのような推移を示しているか把握しておくことも重要である．

保健統計指標

　医療の標準化の重要性が世界的動向として見直されている．クリティカルパスとEBN（EBM），2つとも医療の質の向上（標準化，効率化）に欠かせない柱として，ここ数年注目されている．

EBN

　すなわち，看護分野でも看護ケアの標準化としてクリティカルパスなどが日本でも注目され，より正しいパスの作成にはEvidence-Based Nursing（EBN）の考え方が重要という認識が広まっている．いまや，EBNという言葉が流行語のように国内，海外で多用されるようになった．英国ではBMJ（British Medical Journal）から「Evidence-Based Nursing」という雑誌が刊行されている．これはEBM（Evidence-Based Medicine）の拡張概念という意味合いで看護分野に適用するということである．

　看護者が専門職としてエキスパートになるには，臨床経験やそれに基づいた臨床的直感は必要不可欠である．しかしながら，臨床経験だけでは科学的な根拠に基づいた看護ケアを行っているという保証にはならない．一般に科学的根拠は数量的表現結果をもつものが，納得を得られやすい．しかし，医学研究の一部や，看護研究の大きな部分は質的研究である．これらの研究結果を科学的根拠として意味づけをもたせるためには，方法論，質問定義のしかた，解析法，解析結果の統合法など解決すべき問題も多いとされてきた．しかし，近年それを克服する方法論としてグラウンデッドセオリー（Grounded Theory）が提唱され，看護研究ではよく活用されている．元来は質的な社会調査手法でグレイザーとシュトラウス（B Glaser & A Strauss）により創始され，アメリカ看護学の領域に広まった．この手法の特徴は患者へのインタビューなどの結果を文章化しコード化したデータをつくり，そのコードを分析し仮説や理論構築を目指すものである．この際，個人的思考を排除し客観的に分析するのが特徴である．限界や批判はあるが多くの領域で利用され，注目を集めている方法である．このように看護研究では質的，量的研究の双方が独得の形で発展しており，該当する研究がどちらに主眼をおくべきかは，実務者，研究者が慎重に吟味しなければならない．そして，そこにも統計学が大きな役割を果たすことも理解しておく必要がある．

質的研究

2 尺度と度数分布

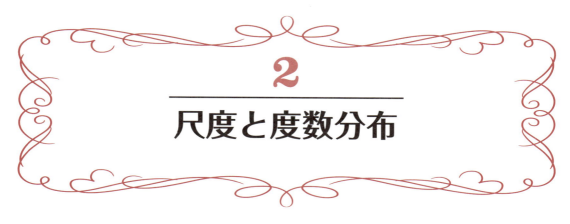

KEY WORDS
尺度　　量的データ　　質的データ　　度数分布表
階級　　ヒストグラム　　度数多角形　　箱ヒゲ図

　この章では，統計学をはじめるときにもっとも基礎となる尺度と度数について学んで行こう．

◆LEVEL 1◆　2・1　統計資料の尺度

量的データ
質的データ

　われわれは日頃，日常の看護業務，保健師業務，あるいは調査や実験によって種々のデータを集めている．このデータは量的データか，質的データかにより二分されている．つまりデータを区別するもっとも基本的な基準は，①データが連続量であるか，②離散量であるのかという点である．連続量とは，"身長，体重，血圧"のように連続的にあらわされる数値で，後に示すように平均や分散を求めることができる．一方，離散量とは，"ある集団における男性の数"といったように，小数の値をとらない数値のことである．観測データが，"ある新薬の効いた人の数と効かなかった人の数"といったような，質的規準によって分類された場合の度数を示すものも離散量となる．しかし，両者の区別は必ずしも厳密ではなく，国レベルでの出生数や死亡数，婚姻件数や離婚件数などについては，実際には離散量であるが，連続量とみなすことも多い．1日あたりの平均出生数，平均死亡数，平均婚姻件数，平均離婚件数などが新聞紙上に発表されることはごく一般的である．

尺　度

　ところで，データの特性に対してある数値を対応させる基準が，尺度と呼ばれるものである．尺度は，①比尺度，②間隔尺度，③順序尺度，④名義尺度の4つに分類される．ここにあげた4つの尺度のうち，比尺度と間隔尺度であらわされるデータを量的データ，順序尺度と名義尺度であらわされるデータを質的データと呼ぶのが一般的である（**表2・1**）．

表 2・1 尺度分類とその内容

1. 量的データ（連続量）
    ① 比尺度　：絶対零点あり　：数値の差意味あり：重さ，長さ，血圧など
    ② 間隔尺度：絶対零点なし　：数値の差意味あり：体温，学力など
2. 質的データ（離散量）
    ③ 順序尺度：順序の意味あり：数値の差意味なし：尿蛋白反応，薬の効果など
    ④ 名義尺度：順序の意味なし：数値の差意味なし：病名，診療科名など

比尺度　　連続量であらわされる数値は，比尺度または間隔尺度と呼ばれるもので，数値の差に意味がある．比尺度は，身長・体重といった長さや重さに関する尺度や血圧などで，数字"0"が絶対的零点と呼ばれ，実際に0である．つまり長さや重さが0というのは実際に0(m, kg)で何もないことを意味している．比尺度では，2つの数値の差と比どちらにも重要な意味がある．統計学上は比尺度がもっとも取り扱いやすい．一方，間隔尺度は体温(℃)とか学力試験の得点などで，比尺度と違い，数字"0"には絶対的な意味はない．つまり，体温が0℃になることはまずないし，温度には0℃よりも低いマイナス(-)の温度もある．0℃には，特別の意味はない．また，試験の点数が0であってもその人の能力が"ゼロ"であるということにはならない．

間隔尺度

順序尺度　　離散量で与えられるデータのうち，順序尺度と呼ばれるものは，薬の効果(著効，有効，不変)などがあり，数値間の差には意味がなく，数値の順序にしか意味のない尺度である．このほかに尿蛋白，尿糖，尿潜血等の判定(++，+，±，-)や精神科の心理テストの判定(4.好き，3.やや好き，2.ふつう，1.きらい)なども，順序尺度によって評価した結果と判断できよう．離散量で測られるデータでも数値間の差に意味があるものは間隔尺度とみなしてよい．そして，最後の名義尺度とは，単に質的データを分類するために数値を与えたもので，数値間の差も順序も意味はない．たとえば病院内で，内科を区別する場合，(1)第1内科，(2)第2内科，(3)第3内科，(4)第4内科，と分類するのも，名義尺度による分類の例である．

名義尺度

　　2つの変数間の相関関係を分析する場合でも，データが離散量であるのか連続量であるのかによって求めることのできる代表値，散布度などの指標が異なってくる．また，その中でも，比尺度なのか順序尺度なのか，間隔尺度か名義尺度か，どの尺度とみなすことがもっとも適当なのかによって，得られる計算値(代表値，散布度)は大きく変化してくる．

表 2·2 ある病院を受診した患者の収縮期血圧(mmHg)

156	154	156	156	136	150	130	180	146	108
136	162	152	124	156	168	160	166	170	160
156	124	122	182	124	110	114	150	120	134
156	134	140	110	194	154	132	150	122	133
150	156	120	164	154	134	150	140	128	118
136	170	184	170	184	160	128	140	134	120
132	192	186	128	146	124	144	159	108	122
110	118	149	140	137	136	165	138	104	137
154	148	126	126	170	159	126	126	112	122
157	130	184	156	150	136	144	146	140	150
160	142	162	140	110	156	152	154	152	162
152	140	114	152	142	162	142	186	138	140
166	148	152	158	164	158	172	175	132	168
140	118	110	168	140	110	180	170	150	160
180	160	150	148	162	146	170	150	140	130
160	160	130	140	90	180	140	120	160	152
140	170	150	140	120	118	150	160	128	112
170	170	200	170	166	156	162	104	110	154
156	130	177	154	146	154	128	100	108	148
162	112	210	182	170	150	98	170	132	134

◆LEVEL 1◆ ## 2·2 度数分布表

　診察,実験,調査によって得られたデータは,そのままでは内容がつかめない.たとえば**表 2·2**をみてみよう.これは,ある病院(A 病院,B 病院)を訪れた 200 人の患者の収縮期血圧(mmHg)の値である.

記述統計　このままではだれが最高血圧の人で,どの人が最低血圧なのか,どのくらいの血圧の人がもっとも多いのかもさっぱりわからない.記述統計の役割は表 2·2 の羅列された数字をきちんと整理し,先ほどあげたような問題を解決し,その後の見通しを立てることである.したがって記述統計はデータに適用される最初の手法であるといってもよい.ここで,この処理をきちんと行い,データの性質を正しく理解して次の解析を行うための事前情報を得ることはきわめて重要である.

　このような場合にまず,第 1 ステップとして,データを階級ごとにまとめて度数分布表を作成すればよい.

2·2·1　度数分布表のつくり方

　度数分布表をつくる目的の第 1 はデータの分布の様子をはっきりさせ,どの辺が最大値か最小値か,どの辺が分布が多いのかなどを明らかにすることである.そして第 2 はその度数分布表を,分布の平均値や散布度(標準偏差,分散:4 章参照)の計算に利用することである.

度数分布表の作成は次のような手順で行う.

階級 1) まず,**階級**数または階級の幅を決める.

階級数とはデータを区切るとき,いくつの区間に区切るかの区間の数のことで,階級の幅とはデータをいくつ刻みに区切るかの区切る値の幅のことである.この場合,階級数と階級幅は一方を決めればもう一方が決まる.一般的な方法として,次のようなものがある.

範囲 a) 測定値の**範囲**(最大値−最小値)を 10〜20 等分して適当な整数を階級幅とする.

表 2·2 の例では最大値−最小値 = 210 − 90 = 120 であるので 12 等分して 10,24 等分して 5 が考えられるが,12 等分して 10 の方が適当であり,それを階級幅とする.

スタージスの方法 b) **スタージス**(Sturges)**の方法**.データ数 n を利用し,階級数を算出するスタージスの式がある.

式は

$$\text{階級数} = 1 + (3.322) \log_{10} n \tag{2·2·1}$$

となる.$\log_{10} n$ は n の常用対数をあらわし,巻末の付表 1 で求める.また,この階級数が整数でない場合は,その値に近い整数にする.

表 2·2 の例では

$$\begin{aligned}\text{階級数} &= 1 + (3.322) \log_{10} 200 \\ &= 1 + 3.322 \times 2.301 \\ &= 8.643922\end{aligned}$$

であるので 9 が階級数となる.

シャリエの方法
フィッシャーの方法 c) **シャリエ**(Charier)**の方法**・**フィッシャー**(Fisher)**の方法**.これらは散布度の $\frac{1}{3}$, $\frac{1}{4}$ を階級幅の目安と考えることである.つまり,4 章で説明する標準偏差から階級幅を計算する方法で,シャリエの方法は $\frac{標準偏差}{3}$,フィッシャーの方法は $\frac{標準偏差}{4}$ を階級幅とする.

2) 階級値および有効桁数を考え,階級の境界を決める.たとえば,先ほどの例の場合,階級の境界,つまり,階級をどこで区切るかを考えよう.

すなわち,階級を

$$81 \sim 90, 91 \sim 100, 101 \sim 110, 111 \sim 120$$

とするのか,

$$90 \sim 99, 100 \sim 109, 110 \sim 119, 120 \sim 129$$

とするのか,あるいはまた,別の階級を設定するのか悩むところであるが,一般には

$$90\sim 99,\ 100\sim 109,\ 110\sim 119,\ 120\sim 129$$

とすることが多いようである．つまり，0ではじまり9で終わるような階級とするのである．

そしてこの

$$90\sim 99,\ 100\sim 109,\ 110\sim 119,\ 120\sim 129$$

があらわしている内容は90以上100未満，100以上110未満，110以上120未満，120以上130未満ということである．階級値は各階級の中央の値を示すことになるので，この例では，階級90～99の場合は $\frac{90+99}{2}=94.5$ となり，次の階級値 104.5, 114.5, 124.5 というふうになっていく．

また，5を階級幅とする場合は，階級は0～4, 5～9, 10～14，階級値は2, 7, 12 とするのが一般的である．

3) 各階級に属するデータ数を数える．そのデータ数を各階級の度数という．
4) 度数分布表を作成し，必要に応じて分布の形をみたり，ほかと比較する．特性値を計算したりするために，累積度数や相対度数や累積相対度数を計算することもある．

累積度数 **累積度数**とは，階級値の小さい（あるいは大きい）方からある階級までの度数を
相対度数 合計した度数のことで，**表 2·3** には小さい方からの累積度数が示してある．**相対度数**は全標本数に対する度数の比で全体を1または100としたもので表 2·3 の右から2列目に示してある．累積相対度数とは，階級値の小さい（あるいは大きい）方からある階級までの相対度数を合計した値のことで，表 2·3 右側の列には小さい方からの累積相対度数が示してある．

表 2·3　収縮期血圧(mmHg)の度数分布表

階　級	階級値	度数	累積度数	相対度数	累積相対度数
90～ 99	94.5	2	2	1	1
100～109	104.5	6	8	3	4
110～119	114.5	16	24	8	12
120～129	124.5	22	46	11	23
130～139	134.5	24	70	12	35
140～149	144.5	30	100	15	50
150～159	154.5	44	144	22	72
160～169	164.5	26	170	13	85
170～179	174.5	15	185	7.5	92.5
180～189	184.5	11	196	5.5	98
190～199	194.5	2	198	1	99
200～209	204.5	1	199	0.5	99.5
210～219	214.5	1	200	0.5	100
計		200		100.0	

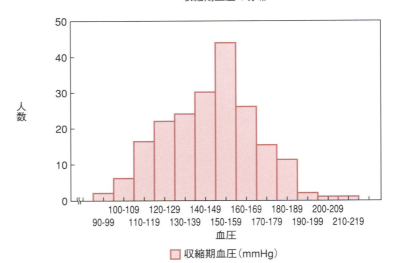

図 2·1　収縮期血圧のヒストグラム

LEVEL 1　2·3　度数分布図の作成

ヒストグラム　　度数分布表から分布の形を視覚的にとらえるための作図をすることは，データの全体像を理解するためにたいへん有用である．もっともよく用いられるのはヒストグラム(柱状図)である．横軸(x軸)に測定値をとり，それを階級幅によって等間隔に区切る．そのうえに各階級の度数に比例した高さの柱を描く．図 2·1 は表 2·3 から作図したものである．階級幅が大きくなるに従って分布の形が視覚的によくわかるようになる．しかし，階級幅があまりに大きくなると分布の形についての情報が失われていくことになる．

　　ヒストグラムはその柱の面積が度数に比例するように一般に階級幅を等しくとって描くのがよい．測定値が連続量の場合，ヒストグラムとヒストグラムはつけて描き，隙間をあけない．

度数多角形　　度数多角形は階級(値)をx座標に，度数をy座標にとった折れ線図のことである．前述のヒストグラムの各上辺の中点を直線で結んだものである．図 2·2 は図 2·1 を度数多角形として描いたものである．度数多角形の両端は基線(x軸)につけて描くこととする．2つ以上の度数分布の形の比較などをしたいときには，この度数多角形を描くとはっきりする．データ数の異なる度数分布を比較する場合には，度数は相対度数を用いる方が比較しやすい．

度数曲線　　度数曲線は，図 2·2 に示されるような度数多角形をなめらかな曲線で近似したもので，曲線下部の面積が度数多角形の下部の面積あるいはヒストグラムの面積と一致するように描き，図 2·3 のようになる．

箱ヒゲ図　　ほかには，箱ヒゲ図といってデータの分布を目でみてわかりやすく示したもの

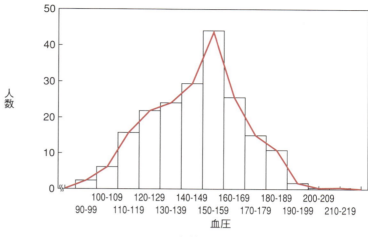

図 2·2　収縮期血圧の度数多角形

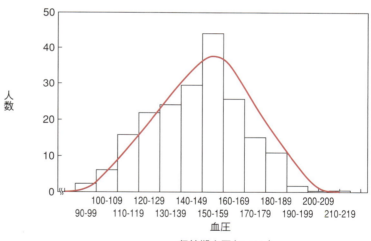

図 2·3　収縮期血圧の度数曲線

がある．この図 2·4 では箱の上下は第 3 四分位，第 1 四分位(3 章参照)を示し，上下のヒゲは最大値，最小値を示している．また，箱の中の横線は中央値(3 章参照)を示している．なお，度数分布表作成に関するこのほかの方法としては，ターキー(J. W. Tukey)によって開発された幹葉表示などがある．

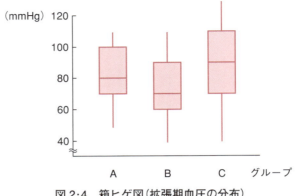

図 2・4　箱ヒゲ図（拡張期血圧の分布）

 +2・1　下の表は，ある病院（B 病院）を訪れた 120 人の患者の収縮期血圧（mmHg）の値である．

収縮期血圧（mmHg）

160	142	162	140	110	156	152	154	120	134
152	140	114	152	142	162	142	186	122	133
166	148	152	158	164	158	172	175	128	118
140	118	110	168	140	110	180	170	104	137
180	160	150	148	162	146	170	150	112	122
160	160	130	140	90	180	140	120	140	150
140	170	150	140	120	118	150	160	132	168
170	170	200	170	166	156	162	104	150	160
156	130	177	154	146	154	128	100	140	130
162	112	210	182	170	150	98	170	110	154
146	108	134	120	152	162	160	152	108	148
170	160	108	122	138	140	128	112	132	134

1) 測定値の範囲から算出する方法により，階級数，階級幅を求め，度数分布表を作成しなさい．
2) ある値以下のものの数がわかるように，累積度数分布表，累積相対度数分布表を作成しなさい．
3) ある値以上のものの数がわかるように，累積度数分布表，累積相対度数分布表を作成しなさい．
4) スタージスの方法により階級数を算出しなさい．

+2·2 　量的データ（連続量）と質的データ（離散量）について，下の 4 種類について，本テキストに示されていない例を各 3 種類ずつあげなさい．

　　　　　　　　　　　　　　　　　　　　　　　　　　　　　　例
　　1)　比尺度　：絶対零点あり　　　　　　　　　　　：（　　　　　　　　）
　　2)　間隔尺度：絶対零点なし　：数値の差意味あり：（　　　　　　　　）
　　3)　順序尺度：順序の意味あり：数値の差意味なし：（　　　　　　　　）
　　4)　名義尺度：順序の意味なし　　　　　　　　　　：（　　　　　　　　）

3 代表値

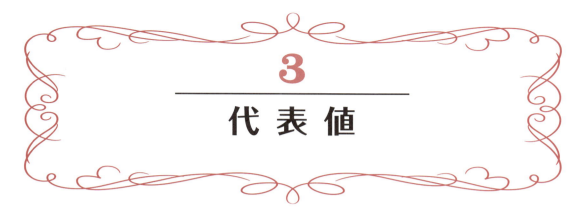

　集団をある別の集団と比較したり，その集団の特徴を理解しようとすると度数分布表やヒストグラムだけでは不十分である．2章では，度数分布表やヒストグラムによってデータの位置，広がり，尖り，歪みを直感的に把握することを学んだ．そこで次にはそのデータについて記述したり他と比較することを考えよう．そのためにはまず，分布の特徴を示すいくつかの数値(特性値)を計算することが必要になる．特性値は代表値ともいわれる．

　代表値とはデータ全体をひとつの値で代表させる値のことである．そのデータの平均がどのくらいなのか，データの中央はどの辺かを示す値は，データについて記述するときに必要な値である．代表値にはどういう内容を代表させるかによりいくつかの種類がある．分布の中心を示す平均値，データの散らばり具合を示す散布度，歪みを示す歪度，尖りを示す尖度などがある．そのうちどれを選ぶかは分析の目的によって異なる．

3·1 平均値

LEVEL 1　*3·1·1* 算術平均

　平均値でもっとも一般的なものは算術平均である．これは代表値としてもっともわかりやすく，数学的にも操作法が多く開発されており，一般にも親しみやすい．

　$(x_1, x_2, x_3, \cdots x_n)$であらわされる$n$個のデータの平均値($\bar{x}$と書き，エックスバーと読む)は次の式によって計算される．データの数のことを標本数という．

$$\text{平均値} = \left\{ \frac{\text{観測値 } x_1 \sim x_n \text{ の合計}}{\text{標本数}} \right\} \qquad (3\cdot1\cdot1)$$

すなわち，データをすべて足し合わせ，全体の数(標本数)で割った値である．

 表2・2(7頁参照)の200人の収縮期血圧の値の算術平均を求めなさい．

解答 200人の血圧を左上から右下の方向にすべて足し合わせ，200で割るということである．

$$\frac{(156+136+156+\cdots+154+148+134)}{200} = 146$$

という値になる．すなわち算術平均は146 mmHg である．

度数分布表から平均値を算出するためには，次の式で算出する．

$$\text{平均値} = \left\{ \frac{(\text{各階級の階級値}) \times (\text{その階級の度数}) \text{ の合計}}{\text{総標本数}} \right\} \qquad (3\cdot1\cdot2)$$

度数分布表が適切に作成されたものであれば，実際の計算値は，度数分布表作成前のデータから算出したものとほとんど同じで，実用上の問題はほとんどない．そして，計算はかなり簡単になるメリットがある．

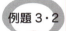 下の表(表2・3の変形)に示した200人の収縮期血圧の度数分布表から算術平均を求めなさい．

収縮期血圧(mmHg)の度数分布表

階　級	階級値	度数	階級値×度数
90～ 99	94.5	2	189
100～109	104.5	6	627
110～119	114.5	16	1,832
120～129	124.5	22	2,739
130～139	134.5	24	3,228
140～149	144.5	30	4,335
150～159	154.5	44	6,798
160～169	164.5	26	4,277
170～179	174.5	15	2,617.5
180～189	184.5	11	2,029.5
190～199	194.5	2	389
200～209	204.5	1	204.5
210～219	214.5	1	214.5
計		200	29,480

各階級値に度数を掛け合わせ，それをすべて足した後に200で割るということである．

$$\frac{(94.5\times2+104.5\times6+\cdots+194.5\times2+204.5\times1+214.5\times1)}{200}=147.4$$

となる．すなわち度数分布表から求めた算術平均は 147.4 mmHg である．元データから求めた場合に比べ 1.4 mmHg ほど大きな値になっているが，実用上はさして問題ないであろう．

この他に平均値として用いられることがあるものの名称と計算式を以下の項にあげる．

◆ LEVEL 2 ◆

3・1・2　幾何平均

幾何平均は①比率の平均値を出したいとき，②対数正規分布の中心を求めるとき，③人口の増加率の平均を求めるとき，④細菌増殖時の平均算出などに用いられる．

$$幾何平均 = \sqrt[n]{各変数の積} \qquad (3\cdot1\cdot3)$$

実際の計算は各変数の値を対数変換して，算術平均を計算した後，真数に変換する．

$$求める対数 = \frac{各変数の対数の和}{標本数} \qquad (3\cdot1\cdot3')$$

例題 3・3　25，140，3,560 の幾何平均を求めなさい．

対数表（付表1）より

  log　　25 = 1.3979
  log　 140 = 2.1461
  log 3,560 = 3.5514
  　　　計　　 7.0954

標本数(3)で割ると，
　　算術平均　　2.36513　（求める対数）
　　真数(幾何平均)　231.8
よって
$$\sqrt[3]{25\times140\times3{,}560}=231.8$$

3·1·3 調和平均

調和平均は①逆数に意味のある変数の平均値を出したいとき，②所要時間から平均速度を算出するときなどに用いられる．

標本数を各標本の逆数の和で割った値である．式に示すと

$$\text{調和平均} = \frac{\text{標本数}}{\dfrac{1}{\text{各値}} \text{の全体の和}} \qquad (3\cdot1\cdot4)$$

となる．一般に

$$\text{算術平均} \geqq \text{幾何平均} \geqq \text{調和平均}$$

の関係が成立する．

ちょっとした悩み

悩み：数字の計算は何桁まですればよいのか？
　平均値を求める場合，計算はどの桁まで行えばよいのか？

答え： 平均値を求める場合には，元データより2桁多く計算し，その2桁目を四捨五入すればよい．つまり，元データが，150，123，176，…のようにあるとしたら，平均値は147.58…のように計算し，147.6 という値を結果として出せばよいことになる．

　しかし，今後，散布度，相関係数，偏差平方和などの計算をする際には，数値を正確に出しておかないと「まるめの誤差」の問題が生じる危険性がある．つまり計算を何段階かに分けて行う場合，各段階で四捨五入をしてゆくと，最後の結果がやや真の値とずれてしまうことがある．だから途中の計算はなるべく正確にしておいた方がよい．最近は電卓も安価で購入できるようになり，1,000円程度の電卓でも実用上十分である．電卓で計算した場合には，数字は最後の桁まできちんとメモしておいた方がよい．紙と鉛筆を使った手計算では大変でも電卓を使えば簡単である．そこで，いつも，手元に電卓をおき，計算はなるべく細かくやり，最終桁までメモする習慣を身につけたい．

　最終的な結果は，元データより2桁多く計算し，その2桁目を四捨五入すればよいがその途中はなるべく細かく計算しておいた方がよい．

◆LEVEL 2◆ 3・2 中央値（中位数）・四分位数・百分位数

中央値とはデータを大きさの順に並べたとき，その中央にくる値のことである．中央値は中位数，メディアンと呼ばれることもある．データ数を n とすると，データが奇数のときは中央にくる値で，つまり $\frac{n+1}{2}$ 番目，偶数のときは $\frac{n}{2}$ 番目と $\left(\frac{n}{2}+1\right)$ 番目の値の平均である．

また n が大きく，度数分布表，累積度数分布表が作成されている場合，中央値は以下のように計算することができる．

累積度数をみて，m 番目の階級で，標本数が $\frac{n}{2}$ を超えるとすると，中央値（Me）は比例配分の考え方を用いて，次式で計算される．

$$\text{中央値} = m\text{番目の階級の下限値} + \left\{\frac{\text{標本数}}{2} - (1\text{階級前までの累積度数})\right\} \times \frac{\text{階級幅}}{m\text{番目の階級の度数}} \quad (3\cdot2\cdot1)$$

表 3・1 の女子看護学生の血色素（mg/dl）の例では，累積度数をみて，m 番目の階級で標本数が $\frac{n}{2}$ を超えるとすると，n は 80 であるので，$\frac{n}{2} = 40$ である．つまり，m 番目の階級は 12.0〜12.4 のところである．

よって

表 3・1　女子看護学生の血色素（mg/dl）の度数分布表

階　級	階級値	度数	累積度数	累積相対度数
8.5〜 8.9	8.7	1	1	1.25
9.0〜 9.4	9.2	1	2	2.5
9.5〜 9.9	9.7	2	4	5
10.0〜10.4	10.2	3	7	8.75
10.5〜10.9	10.7	5	12	15
11.0〜11.4	11.2	11	23	28.75
11.5〜11.9	11.7	16	39	48.75
12.0〜12.4	12.2	13	52	65
12.5〜12.9	12.7	9	61	76.25
13.0〜13.4	13.2	7	68	85
13.5〜13.9	13.7	4	72	90
14.0〜14.4	14.2	3	75	93.75
14.5〜14.9	14.7	2	77	96.25
15.0〜15.4	15.2	1	78	97.5
15.5〜15.9	15.7	1	79	98.75
16.0〜16.4	16.2	1	80	100
計		80		

1 階級前までの累積度数 = 39

m 番目の階級の度数 = 13

下限値 = 12.0

階級幅 = 0.5

標本数 = 80

であるので，

$$中央値 = 12.0 + \left(\frac{80}{2} - 39\right) \times \frac{0.5}{13} = 12.04 \, (\text{mg/d}l)$$

となる．

　たとえば離散量（人数のように中間の値に意味のない変量）のときのように，データの種類によっては同一の値がいくつもあっても，そのまま中央値としてさしつかえない．度数分布表から中央値を求める場合，度数分布表のつくり方（階級の初期値，階級の幅など）が異なると中央値も多少異なる値となる．しかし，階級の幅を非常に小さくすると，元データから求められる中央値とほぼ同じ値となる．

四分位数

百分位数

　中央値はヒストグラムの面積を半分に分ける値である．**四分位数**とは，同様に，面積を $\frac{1}{4}$ ずつに分ける値である．そして，小さい方から順に第 1，第 2，第 3 四分位数という．第 2 四分位数と中央値は同じである．**百分位数**（パーセンタイル値）も，同様に，$\frac{1}{100}$ ずつに分ける値である．25 パーセンタイル値は第 1 四分位数であり，50 パーセンタイル値は中央値である．p パーセンタイル値は度数分布表で，m 番目の階級ではじめて，累積度数が $\frac{n \times p}{100}$ を超えるとすれば，次の式で計算される．

$$\begin{aligned} p \text{パーセンタイル値} = {} & m \text{番目の階級の下限値} \\ & + \left\{\frac{\text{標本数} \times p}{100} - (m-1 \text{番目の階級までの累積度数})\right\} \\ & \times \frac{\text{階級幅}}{m \text{番目の階級の度数}} \end{aligned} \quad (3 \cdot 2 \cdot 2)$$

　表 3・1 の女子看護学生の血色素 (mg/dl) の例で，25 パーセンタイル値を求めてみよう．

　m 番目の階級ではじめて，累積度数が $\frac{80 \times 25}{100} = 20$ を超えるので，m 番目の階級とは 11.0〜11.4 の階級である．

よって

$(m-1)$ 番目の階級までの累積度数 = 12

m 番目の階級の度数 = 11

m 番目の階級の下限値 = 11.0

階級幅 = 0.5

標本数 = 80

であるので，

$$25 \text{ パーセンタイル値} = 11.0 + \left(80 \times \frac{25}{100} - 12\right) \times \frac{0.5}{11} = 11.36 \text{ (mg/d}l\text{)}$$

である．

　同じく，表 3·1 の女子看護学生の血色素(mg/dl)の例で，75 パーセンタイル値を求めてみよう．

　m 番目の階級ではじめて，累積度数が $\frac{80 \times 75}{100} = 60$ を超えるので，m 番目の階級とは 12.5～12.9 の階級である．

よって

$(m-1)$ 番目の階級までの累積度数 = 52

m 番目の階級の度数 = 9

m 番目の階級の下限値 = 12.5

階級幅 = 0.5

標本数 = 80

であるので，

$$75 \text{ パーセンタイル値} = 12.5 + \left(80 \times \frac{75}{100} - 52\right) \times \frac{0.5}{9} = 12.94 \text{ (mg/d}l\text{)}$$

である．

LEVEL 2　3·3　最 頻 値

　最頻値はデータの中にもっとも多く出てくる値のことである．度数分布表ではもっとも度数の大きい階級値ということである．最頻値は並数，流行値，典型値ともいわれる．表 3·1 の女子看護学生の血色素(mg/dl)の度数分布表では階級 11.5～11.9，階級値 11.7，度数 16 のところがあてはまり，最頻値は 11.7 mg/dl ということになる．もっとも度数の大きい階級が複数ある場合は，どの値が最頻値かという判断がつかない．元データから最頻値を求めにくい場合には，適切な度数分布表から最頻値を求める方法がいくつか提案されている．この考え方は分布の形が一峰性であり，両端の階級のいずれかにピークがない場合のみ，適用可能である．つまり，階級値が最小または最大のところに最頻値がない場合に適用できるものである．

　1)　最頻値は最大度数をもつ階級の階級幅に関して，その前後の階級の度数を考慮して，最大度数の階級幅を反比例するよう配分する点とする．

　最大度数の階級を m 番目とすると，最頻値 Mo は以下の式で計算される．

$$\text{最頻値} = m \text{ 番目の階級の下限値} + \frac{\text{後の階級の度数}}{\text{前後の階級の度数の合計}} \times \text{階級幅}$$

(3·3·1)

表3·1の女子看護学生の血色素(mg/dl)の例では，最大度数の階級を m 番目とするとその階級は 11.5〜11.9 の階級である．

  m 番目の階級の下限値 = 11.5
  前の階級の度数 = 11
  後の階級の度数 = 13
  階級幅 = 0.5

であるので，

$$最頻値 = 11.5 + \frac{13}{11+13} \times 0.5 = 11.77 \text{(mg/d}l\text{)}$$

となる．

2) 最頻値は最大度数の階級幅をその前後の度数の差を使い，比例配分するような点を算出し，それを最頻値とすると，次の式になる．

$$\begin{aligned}最頻値 =\ & m \text{ 番目の階級の下限値} \\ & + \frac{m \text{ 番目と } m-1 \text{ 番目の階級の度数の差}}{2 \times m \text{ 番目の階級の度数} - \text{前後の階級の度数の合計}} \\ & \times 階級幅\end{aligned}$$

(3·3·2)

図に示すと**図 3·1** のようになる．

表3·1の女子看護学生の血色素(mg/dl)の例では，

  m 番目の階級の下限値 = 11.5
  前の階級の度数 = 11
  m 番目の階級の度数 = 16
  後の階級の度数 = 13
  階級幅 = 0.5

であるので，

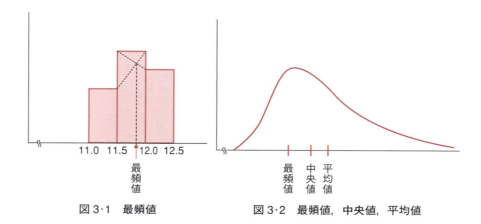

図 3·1　最頻値　　　　　図 3·2　最頻値，中央値，平均値

$$最頻値 = 11.5 + \frac{16-11}{2 \times 16 - (11+13)} \times 0.5 = 11.81 \, (\mathrm{mg/d}l)$$

となる．

ピアソンの式　　3)　釣り鐘形の分布と考えて間違いのないときには，ピアソン(Pearson)の式を用いる．これは中央値 Me と平均値 $\bar{x}$ とから最頻値 Mo は

$$最頻値 = 平均値 - 3 \times (平均値 - 中央値) \tag{3・3・3}$$

または，

$$中央値 - 最頻値 = 2 \times (平均値 - 中央値) \tag{3・3・3′}$$

によって計算できる．図に示すと**図3・2**のような関係がある．

表3・1の女子看護学生の血色素 $(\mathrm{mg/d}l)$ の例では，平均値は式(3・1・2)から求めると，

$$平均値 = 12.14 \, (\mathrm{mg/d}l)$$

となり，

$$中央値 = 12.04 \, (\mathrm{mg/d}l) \quad (20 頁参照)$$

であるので，

$$最頻値 = 12.14 - 3 \times (12.14 - 12.04) = 11.84 \, (\mathrm{mg/d}l)$$

となる．

◆ LEVEL 1 ◆
3・4　代表値の特性のまとめ

　平均値がほぼ中央にくるような左右対称に近い釣り鐘形の分布をするデータでは，平均値，中央値，最頻値はほぼ類似した値をとるので，どれによってデータを記述してもあまり差はない．この中で，平均値は代表値として使用されることがもっとも多い．それは，算術平均をはじめとして，統計学的な取り扱いが簡単で，理論的にも進んでいるためである．だが，平均値はすべてのデータを用いて計算されるため，極端にとび離れた測定値(**ハズレ値**)がデータに含まれるときその影響を受けやすい．そこが，ほかの代表値と異なり，常にハズレ値のことを考慮する必要がある代表値である．

　これに対し中央値や四分位数，百分位数は，データを大きい順(小さい順)に並べたとき，その位置を示す代表値である．よって両端にハズレ値(極端に大きい値や小さい値)があっても影響を受けない．分布が偏っている場合には，平均値よりも優れた代表値である．最頻値はデータの代表値として「多くの人(もの)たちはこのへんですよ」と説明するのにもっともわかりやすい性質をもつ．また中央値と同様にデータの一部だけに注目して算出するので，ハズレ値に左右されることはない．

+3・1 下の表は健康診断受診者の拡張期血圧(mmHg)の度数分布表である．
1) 拡張期血圧の平均値を求めなさい．
2) 累積度数を計算し，中央値，25パーセンタイル値，75パーセンタイル値を求めなさい．
3) ① 最頻値は最大度数をもつ階級の階級幅に関して，その前後の階級の度数を考慮して，最大度数の階級幅を反比例するよう配分する点とする．
   ② 最頻値は最大度数の階級幅をその前後の度数の差を使い，比例配分するような点を算出し，それを最頻値とする．
   ③ ピアソンの式
      最頻値＝平均値－3×(平均値－中央値)
   によって推定した値を最頻値とする．
   ①，②，③により最頻値を求めなさい．

拡張期血圧(mmHg)

階　級	階級値	度数
45〜 49	47	1
50〜 54	52	0
55〜 59	57	2
60〜 64	62	4
65〜 69	67	10
70〜 74	72	16
75〜 79	77	22
80〜 84	82	18
85〜 89	87	12
90〜 94	92	9
95〜 99	97	8
100〜104	102	5
105〜109	107	4
110〜114	112	3
115〜119	117	3
120〜124	122	1
125〜129	127	1
130〜134	132	0
135〜139	137	1
計		120

+3・2 ある細菌の培養開始2日後に，4個のシャーレ内に細菌のコロニーが50，220，380，1,640個カウントされた．その幾何平均を求めなさい．

4 散布度

KEY WORDS
散布度　標準偏差　偏差平方和　分散　不偏　範囲
四分位偏差　平均偏差　変異係数　相対的散布度

　3章で述べた代表値のほかに重要な特性値として散布度がある．4章では散布度の概念，計算法を学んで行こう．

◆LEVEL 1◆ 4・1　散布度（バラツキ）

　散布度は，データが代表値の近くに集中して分布しているか，散らばって分布しているかを示す．つまり分布の裾の広がりぐあい，集中の程度を示すものである．

　代表値の中でももっともよく用いられるのが平均（算術平均）である．平均は集団特性を示す便利な代表値だが，平均だけでは集団の状態はよくわからない．平均と同様よく使われるのは散布度である．図4・1をみてみよう．この図では，AとBの分布では，平均値は等しいが，分布の様子はだいぶ違う．散布度が異なっているのである．

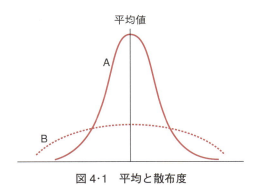

図4・1　平均と散布度

平均と散布度とを示せば，それでデータの分布の様子は相当はっきりわかる．散布度にも種々のものがあり，代表的なものを以下に示す．

◆LEVEL 2 4·2 標準偏差

散布度を測る原則は平均からの偏差である．つまり各データと平均との差である．しかし，単純に偏差の平均を使うと，＋の偏差の和と－の偏差の和とは等しくなり，偏差の合計や平均は 0 である．そこでまず偏差の二乗の和をとり（これを偏差平方和と呼ぶ），次にこの平均を求める．これを **分散** s^2（または σ^2）という．その平方根を **標準偏差** という．もっとも代表的な散布度である．

分　散
標準偏差

$$\text{分散} = \frac{\text{偏差の二乗の合計}}{\text{標本数}} \tag{4·2·1}$$

$$\text{標準偏差} = \sqrt{\frac{\text{偏差の二乗の合計}}{\text{標本数}}} \tag{4·2·2}$$

不偏性を重視して，分母を"標本数－1"とする場合もあり，これによって求めためたものを，**不偏分散**，**不偏標準偏差** と呼ぶ．

不偏分散
不偏標準偏差

$$\text{不偏分散} = \frac{\text{偏差の二乗の合計}}{\text{標本数}-1} \tag{4·2·3}$$

$$\text{不偏標準偏差} = \sqrt{\frac{\text{偏差の二乗の合計}}{\text{標本数}-1}} \tag{4·2·4}$$

標準偏差の計算

A．偏差法

1) 平均値を計算する．つまり個々の観測値 x の和を計算して，標本数で割る．
2) 平均からの偏差 $d=$ 個々の観測値 $x-$ 平均 $\bar{x}$ を計算し，二乗する（d^2）．
3) 偏差の二乗を合計する．これが偏差平方和である．
   その合計を標本数で割る（分散を算出）．または標本数－1 で割る（不偏分散）．
4) その平方根を求める．それが標準偏差（不偏標準偏差）である．

B．二乗法

平均値が整数で求まらない場合，偏差の計算は面倒になる．そこで，偏差を計算せずに，個々の観測値の二乗を計算して，次の公式で標準偏差を求める．

$$\text{標準偏差} = \sqrt{\frac{\text{観測値の二乗の合計}}{\text{標本数}} - \left(\frac{\text{観測値の合計}}{\text{標本数}}\right)\text{の二乗}} \tag{4·2·5}$$

標本数の代わりに標本数－1 を使えば

$$\text{不偏標準偏差} = \sqrt{\frac{\text{観測値の二乗の合計} - \dfrac{(\text{観測値の合計})\text{の二乗}}{\text{標本数}}}{\text{標本数} - 1}}$$

(4・2・6)

　一般に，標本数<30 の場合には，標本数の代わりに標本数−1 を使う方がよいとされているし，そのように解説しているテキストが多い．

　しかし，分散に関しては，標本からの統計量が母集団からの統計量と期待値が一致するため，標本数≧30 であってもやはり標本数−1 を使う方が標本数を使うより偏りのないよい推定値が得られる．それが不偏（分散，標準偏差）といわれるゆえんである．

　平均値が整数で求まる場合，あるいは，個々の観測値と同じ桁数できちんと割り切れる場合，そのときは偏差の有効桁数は小さくなるので，A の偏差法の方が計算が簡単である．

　しかしそのように平均値が整数で求まる場合，あるいは，個々の観測値と同じ桁数できちんと割り切れる場合は非常に少なく，一般には，どこかで四捨五入して平均値を求めることが多い．そのときは偏差の有効桁数は大きくなるので，A の偏差法では計算がめんどうになり，B の二乗法の方が計算が簡単である．

例題 4・1

下の表に 20 人の収縮期血圧が示されている．これから，収縮期血圧の分散，標準偏差を求めなさい．

収縮期血圧 (mmHg)

収縮期血圧	偏差；d
132	7.65
102	−22.35
98	−26.35
100	−24.35
160	35.65
126	1.65
142	17.65
104	−20.35
106	−18.35
146	21.65
114	−10.35
108	−16.35
144	19.65
123	−1.35
145	20.65
132	7.65
130	5.65
129	4.65
112	−12.35
134	9.65

A. 偏差法によれば

1) 平均値 $\bar{x}$ は
$$\text{平均値} = \frac{2,487}{20} = 124.35 (\text{mmHg})$$

2) 平均からの偏差 $d =$ 個々の観測値 $x -$ 平均 $\bar{x}$ を計算し，その値を二乗し(d^2)，合計する．

偏差 d の二乗和 $= 58.5225 + 499.5225 + 694.3225 + 592.9225 + 1,270.9225$
$+ \ \ 2.7225 + 311.5225 + 414.1225 + 336.7225 + 468.7225$
$+ 107.1225 + 267.3225 + 386.1225 + \ \ 1.8225 + 426.4225$
$+ \ 58.5225 + \ 31.9225 + \ 21.6225 + 152.5225 + \ 93.1225$
$= 6,196.55$

である．

3) つまり，
$$\text{偏差の二乗和} = 6,196.55$$
$$\text{分散} = \frac{6,196.55}{20} = 309.8275 \quad \text{または} \quad \text{不偏分散} = \frac{6,196.55}{19} = 326.13421$$

4) その平方根を求める．それが標準偏差(不偏標準偏差)である．

標準偏差 $= 17.6019$，不偏標準偏差 $= 18.0592$ となる．

B. 二乗法によれば

個々の観測値 x の二乗和 $= 132^2 + 102^2 + \cdots\cdots + 134^2$
$= 17,424 + 10,404 + \cdots\cdots + 17,956 = 315,455$

である．
平均値は A-1) より，
$$\text{平均値} = \frac{2,487}{20} = 124.35 (\text{mmHg})$$

よって
$$\text{標準偏差} = \sqrt{\frac{315,455}{20} - \left(\frac{2,487}{20}\right)^2} = 17.6019$$

標本数ではなく，標本数 -1 を使うと
$$\text{不偏標準偏差} = \sqrt{\frac{315,455 - \frac{2,487^2}{20}}{19}} = 18.0592$$

表 4·1 標本数，平均値，標準偏差

	資料 1	・・・	資料 n	資料全体
標本数	標本数$_1$	・・・	標本数$_n$	標本数$_T$
平均値	平均値$_1$	・・・	平均値$_n$	平均値$_T$
偏差	偏差$_1$	・・・	偏差$_n$	—
標準偏差	標準偏差$_1$	・・・	標準偏差$_n$	標準偏差$_T$

4·3 標準偏差の和

LEVEL 3

n 組の資料があって，標本数，平均値，標準偏差は下の**表4·1**のとおりだとする．ここで

$$偏差_1 = 平均値_1 - 平均値_T, \cdots\cdots, 偏差_n = 平均値_n - 平均値_T$$

とすると，そのとき資料全体の標準偏差は

$$全体の標準偏差 = \sqrt{\frac{各組の標本数 \times (その組の分散 + その組の偏差の二乗) の合計}{全組の標本数の合計}}$$

(4·3·1)

である．

例題 4·2　看護学生 2 組（A，B 組）の血色素資料があって，標本数，平均値，標準偏差は下の表のとおりだとする．全体の標準偏差を求めなさい．

血色素資料の標本数，平均値，標準偏差

	A 組	B 組	資料全体
標本数	30	50	80
平均値	12.0	13.0	
標準偏差	2.0	2.5	

そのとき資料全体の標準偏差は，

$$全体の平均値 = \frac{12.0 \times 30 + 13.0 \times 50}{30 + 50} = 12.625$$
$$A 組の偏差 = 12.0 - 12.625 = -0.625$$
$$B 組の偏差 = 13.0 - 12.625 = 0.375$$

であるので，

$$全体の標準偏差 = \sqrt{\frac{30\{2.0^2 + (-0.625)^2\} + 50(2.5^2 + 0.375^2)}{30 + 50}}$$
$$= 2.375 \fallingdotseq 2.38$$

となる．

◆LEVEL 1◆ 4·4 範囲(分布幅),四分位偏差

範囲とは,範囲＝最大値－最小値で示される.散布度としてはもっとも簡単で計算も楽だし,解釈も簡単である.度数分布作成の目安として,利用される.しかし,ハズレ値の影響を受けやすい.範囲は2つの両端の値に基づいているため,その1つ(または2つ)がハズレ値だとそれが結果に影響する.また観測数に影響されるのも欠点である.観測数が多くなれば,範囲も一般に大きくなる.

四分位偏差　　そのような欠点を除きしかも計算が簡単なのは四分位偏差である.

$$四分位偏差 = \frac{第3四分位数 - 第1四分位数}{2} \quad (4 \cdot 4 \cdot 1)$$

四分位偏差は変動の目安として利用される.

◆LEVEL 2◆ 4·5 平均偏差

平均偏差とは偏差の絶対値を平均したものである.4·2 標準偏差の項で示したように散布度を求めるのに偏差の平均を使うと,0になってしまうので,絶対値をとったものである.

$$平均偏差 = \frac{偏差の絶対値の合計}{標本数} \quad (4 \cdot 5 \cdot 1)$$

度数分布であれば

$$平均偏差 = \frac{(度数 \times 偏差の絶対値)の合計}{標本数} \quad (4 \cdot 5 \cdot 2)$$

平均偏差は取り扱う数学的手法があまり開発されていないので,分散,標準偏差ほどは利用されていない.

◆LEVEL 2◆ 4·6 変異係数

変異係数(変動係数)は,標準偏差 s を平均 $\bar{x}$ で割ったもので,一般には100をかけて％表示をして使う.つまり変異係数(変動係数)は,標準偏差の平均に対する割合を示している.

$$変異係数 = \frac{標準偏差}{平均} \quad (4 \cdot 6 \cdot 1)$$

相対的散布度　　これまで述べてきた散布度は絶対的散布度であるが,変異係数は相対的散布度である.相対的という意味は何かを基準にするという意味で,ここでは平均を基準にしている.したがって変異係数は無名数で,単位がない.つまり,平均,標準偏差には単位があるが(身長：cm,体重：kgのように),変異係数は単位がな

く，％などで表示される．

相対的散布度は，絶対的散布度に比べ，利用に有利な点がある．

たとえば2つの系列の散布度を比較することを考えよう．このとき，3つの場合がある．

(1) 双方の単位が同じで平均がほぼ等しいとき．この場合には標準偏差で散布度の違いが判定できる．

(2) 双方の単位は同じだが，平均がちがうとき．たとえば出生時体重のバラツキと看護学校入学時の体重のバラツキを比較したいとき．

(3) 双方の単位がちがうとき．身長(単位：cm)と体重(単位：kg)のバラツキを比較したいとき．

(2)，(3)の場合は標準偏差では直接比較ができない．この場合，相対的散布度である変異係数を計算すると散布度の違いがおおよそ判定できる．

ある看護学校の入学者の身長は平均158 cm，標準偏差6.5 cm，体重は平均47 kg，標準偏差4.2 kgであった．身長，体重いずれの方がバラツキが大きいか，変異係数を求めて比較しなさい．

上述の(3)にあたる場合である．そこで，変異係数を求めてみよう．

$$身長の変異係数 = \frac{6.5}{158} \times 100 = 4.11 (\%)$$

$$体重の変異係数 = \frac{4.2}{47} \times 100 = 8.94 (\%)$$

であるので，体重の方が8.94％と身長の2倍以上変異係数が大きく，バラツキも大きい．

+4·1 下の表には，20人の年齢と拡張期血圧が示してある．
1) 年齢，拡張期血圧について，分散，標準偏差を求めなさい．
2) 年齢，拡張期血圧について，不偏分散，不偏標準偏差を求めなさい．
3) 年齢，拡張期血圧について，範囲，平均偏差を求めなさい．
4) 年齢，拡張期血圧について，2種の変異係数（標準偏差，不偏標準偏差を用いる）を求めなさい．

年齢と拡張期血圧（mmHg）

年齢	拡張期血圧
51	76
41	62
37	64
51	58
76	86
52	86
67	98
49	68
51	64
65	82
45	68
70	74
86	84
42	77
56	90
45	80
50	72
47	82
41	72
48	88

5 相関と回帰

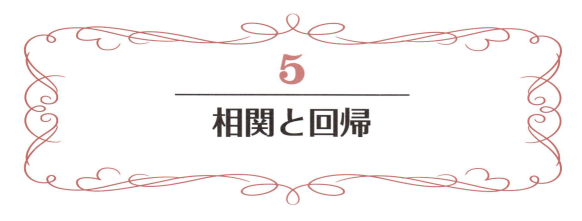

KEY WORDS
相関係数　非線形相関　線形相関　散布図　相関関係と因果関係
順位相関係数　　独立変数(説明変数)　　従属変数(基準変数)
回帰直線　　最小二乗法　　観測値　　推定値　　回帰式

　今までは1つの変数の動きに注目していたが，この章では2つの変数の動きに同時に注目しよう．それが，相関や回帰の考え方である．

LEVEL 2　5·1　相関係数

　親と子供の身長を考えてみよう．背の大きな親の子供は背の大きい場合が多いがそうでない場合もある．また個人の血圧を測定する場合でも，収縮期血圧の高い人は拡張期血圧の高い場合が多いが，そうでない場合もある．ある集団について，2種類の測定(たとえば収縮期血圧と拡張期血圧)をしたとき，その1組の変数の測定値の大小に関して一方の値が変わるにつれて，他方の値も変わるように一定の平行関係やその逆の関係がある場合，2つの測定値の間になんらかの関係があることがわかる．この関係は一直線上に乗るような直線的な関係ではなく，おおよそこれこれの傾向があるという統計的な関係が一般的である．このような場合，相関があるという．

相　関

　2変数が連続量の場合について，図に対応させて考えてみよう．**図 5·1a** のようにほぼ直線になる場合を考えよう．仮に座標の x 軸に収縮期血圧，y 軸に拡張期血圧をとって描いた場合，収縮期血圧の高い人ほど拡張期血圧も高くなる傾向があるような場合で，収縮期血圧と拡張期血圧とは相関があるという．

　図 5·1b のような楕円になるのは，同じ収縮期血圧に対して，拡張期血圧が人によって多少ちがうような場合である．

　図 5·1c のような右下がりの楕円となるのは，収縮期血圧が増加するのに対して，拡張期血圧が減少する傾向がある場合である．

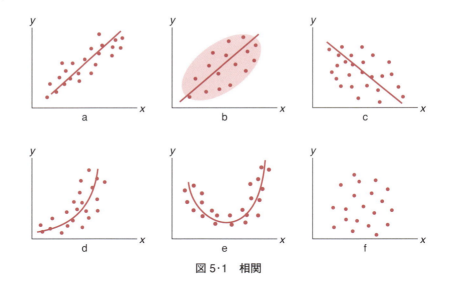

図 5·1　相関

非線形相関　　　　　図 5·1d, e は曲線的な関係を示している．非線形相関と呼ばれるものである．つまり指数関数，2 次関数，3 次関数，サインカーブ等のように直線状をしていないものを非線形相関という．たとえば，2 つの測度の間に曲線的正の相関がみられるようになれば，図 5·1d のような曲線になる．また，2 つの測度の間に 2 次関数のような曲線的相関がみられるようになれば，図 5·1e のような曲線になる．

　　　　　図 5·1f のように不定の分布を示すのは，収縮期血圧と拡張期血圧との間になんの関係もなく，どの収縮期血圧に対応しても拡張期血圧も同じような分布を示すことになる．

線形相関　　　　　線形相関とは一本の直線にどれだけあてはまっているかを示すものである．相関係数はこの線形相関を基本にして使うべきものである．

　　　　　図 5·1a のようにほぼ一直線になるものは強い相関があるといい，図 5·1b, c
順相関　　のように楕円になるものを不完全な相関があるという．そして，相関が正の場合
逆相関　　を順相関，負の場合を逆相関という．

相関係数　　　　　相関の程度をあらわすのに相関係数 r を使う．完全な相関のあるときの相関係数 $r=1$ とする．図 5·1a のような場合，およそ相関係数 $r=+0.8$，図 5·1b のような場合，およそ相関係数 $r=+0.5$ という．図 5·1f のように相関がないときの相関係数 $r=0$ とする．図 5·1c で，およそ相関係数 $r=-0.5$ である．

完全相関　　　　　要するに $+1 \geqq$ 相関係数 $r \geqq -1$ である．そして，相関係数 $r=\pm 1$ を完全相
無相関　　関，相関係数 $r=0$ を無相関という．

　　　　　相関係数は，2 つのものの相関の程度を示している．つまり，2 変量がともに増加（または減少）する傾向が強いかどうか，を統計学的に示したものにすぎない．
　　　　　式で示せば，

　　(a)　相関係数 $= \dfrac{2 \text{変量の偏差の積の合計}}{\text{標本数} \times 2 \text{変量の標準偏差の積}}$ 　　　　　　　　　　(5·1·1)

または，

(b) 相関係数＝$\dfrac{\dfrac{2 変量の積の合計}{標本数} - 2 変量の平均の積}{2 変量の標準偏差の積}$ (5・1・2)

で示される．

　例数の多いときは相関表をつくってから計算する場合もあるが，一般的には相関表をつくらずに，元データから直接計算する．

例題 5・1　20 人の年齢，収縮期血圧・拡張期血圧が表 A に示されている．これから，収縮期血圧(x)，拡張期血圧(y)の相関係数を求めなさい．

表 A　年齢，収縮期血圧・拡張期血圧(mmHg)

年齢;z	収縮期血圧;x	拡張期血圧;y	偏差;d_x	偏差;d_y	偏差の積 $d_x \cdot d_y$
51	132	76	7.65	−0.55	−4.2075
41	102	62	−22.35	−14.55	325.1925
37	98	64	−26.35	−12.55	330.6925
51	100	58	−24.35	−18.55	451.6925
76	160	86	35.65	9.45	336.8925
52	126	86	1.65	9.45	15.5925
67	142	98	17.65	21.45	378.5925
49	104	68	−20.35	−8.55	173.9925
51	106	64	−18.35	−12.55	230.2925
65	146	82	21.65	5.45	117.9925
45	114	68	−10.35	−8.55	88.4925
70	108	74	−16.35	−2.55	41.6925
86	144	84	19.65	7.45	146.3925
42	123	77	−1.35	0.45	−0.6075
56	145	90	20.65	13.45	277.7425
45	132	80	7.65	3.45	26.3925
50	130	72	5.65	−4.55	−25.7075
47	129	82	4.65	5.45	25.3425
41	112	72	−12.35	−4.55	56.1925
48	134	88	9.65	11.45	110.4925

散布図

　まず，散布図を描いてみる．すると，収縮期血圧と拡張期血圧の散布図は図 A のようになる．

　散布図をみると線形相関とみなしてよいことがわかる．相関係数 r を計算する前に散布図で，線形相関であることを確認しておく必要がある．この例では相関係数 r を求めることに意味があることがわかるので，必要な統計量(表 B)を計算していく．表 B の"不偏分散"(9)と"不偏標準偏差"(10)は，ここではとくに計算の必要はないが，"分散"(7)と"標準偏差"(8)との比較の意味で一応あげておく．

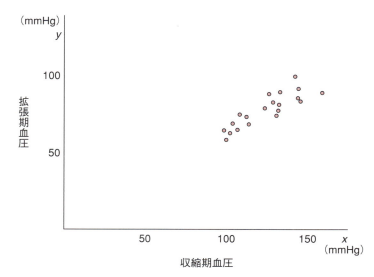

図A　収縮期血圧と拡張期血圧の散布図

表B　相関係数を求めるのに必要な統計量

統　計　量		収縮期血圧	拡張期血圧
和	(1)	2,487	1,531
平均	(2)	124.35	76.55
二乗和	(3)	315,455	119,341
偏差の和	(4)	0	0
偏差の積和	(5)	3,103.15	
積和	(6)	193,483	
分散	(7)	309.8275	107.1475
標準偏差	(8)	17.60	10.35
不偏分散	(9)	326.1342	112.7868
不偏標準偏差	(10)	18.06	10.62

実際の計算手順（表A, B参照）：

① 　収縮期血圧：x，拡張期血圧：yを合計し，標本数の20で割って

$$\text{平均収縮期血圧}：\bar{x} = \frac{2{,}487}{20} = 124.35$$

$$\text{平均拡張期血圧}：\bar{y} = \frac{1{,}531}{20} = 76.55$$

　を計算する．——"和"(1)と"平均"(2)

② 　xから$\bar{x}(124.35)$を，yから$\bar{y}(76.55)$をそれぞれ引けば

収縮期血圧の偏差：d_x

拡張期血圧の偏差：d_y

　が得られる．

偏差の積和　③ 　偏差の積 $d_x \cdot d_y$ を求め，合計する．これを"偏差の積和"(5)という．

偏差の積和 = 3,103.15

共分散　この偏差の積和を標本数で割る．これを共分散という．

$$\text{共分散} = \frac{3{,}103.15}{20} = 155.1575$$

④ x^2, y^2 をつくり（付表 2：二乗表より），合計する．――"二乗和"（3）

$$x^2 \text{の合計} = 17{,}424 + 10{,}404 + 9{,}604 + \cdots\cdots + 17{,}956 = 315{,}455$$
$$y^2 \text{の合計} = 5{,}776 + 3{,}844 + 4{,}096 + \cdots\cdots + 7{,}744 = 119{,}341$$

⑤ x^2 の合計，y^2 の合計を標本数で割る．その値と"平均"（2）から収縮期血圧，拡張期血圧の"標準偏差"（8）が計算できる．

$$\text{収縮期血圧の標準偏差} = \sqrt{\frac{315{,}455}{20} - (124.35)^2} = 17.60$$

$$\text{拡張期血圧の標準偏差} = \sqrt{\frac{119{,}341}{20} - (76.55)^2} = 10.35$$

これで相関係数 r は(a)式によって計算できる．

(a) $\quad \text{相関係数} = \dfrac{3{,}103.15}{20 \times 17.60 \times 10.35} = 0.85176$

または，

変数 x と y の積（収縮期血圧と拡張期血圧の積）を計算し，合計する．これを変数 x と y の"**積和**"（6）という．

積　和

$$x, y \text{の積和} = 132 \times 76 + 102 \times 62 + 98 \times 64 + \cdots\cdots + 134 \times 88$$
$$= 10{,}032 + 6{,}324 + 6{,}272 + \cdots\cdots\cdots + 11{,}792 = 193{,}483$$

この"積和"（6）を標本数で割った値と"平均"（2）および"二乗和"（3）の値から相関係数 r は(b)式によって計算できる．（この場合偏差 d_x, d_y および偏差の積 $d_x \cdot d_y$，"偏差の積和"（5）の計算は必要ない．）

(b) $\quad \text{相関係数} = \dfrac{\dfrac{193{,}483}{20} - (124.35 \times 76.55)}{17.60 \times 10.35} = 0.85176$

LEVEL 2　5・2　相関関係と因果関係

　　相関係数は，2 つのものの相関の程度を示している．つまり，2 変量がともに増加（または減少）する傾向が強いかどうか，を統計学的に示したものにすぎない．相関が強いからといって，2 つのものの間に直接**因果関係**があるという証拠にはならない．

　　相関関係から因果関係を確定するには次の 5 点に注意する必要がある．

時間性　　1）　関連の**時間性**：原因は結果の前に存在する．
密接性　　2）　関連の**密接性**：原因が結果に密接に関連する．量反応関係が成立すれば，因果関係の可能性が強い．
特異性　　3）　関連の**特異性**：原因が結果の発生にどの程度特異的にかかわっているか．
普遍性　　4）　関連の**普遍性**：研究対象，調査時期，研究方法が異なっていても，類似した結果が得られるか．

合理性　　　　5) 関連の合理性：従来の経験，理論から考えて矛盾がない．
　　この5点が満たされれば，因果関係はかなり確実である．
　　ここでテレビの普及と癌死亡の増加について考えてみよう．たとえばテレビは増えつつあるし，癌も増えつつある．そこで年次毎に相関係数を計算すれば，かなり高い値が得られるだろう．しかしテレビの普及が癌死亡の増加の直接原因とは考えられないだろう．つまり，前述の3)，4)，5)の点が該当しないだろう．しかし現代生活の何かある要因(複数かもしれない)が一方ではテレビを増やし，一方では癌死亡を増やしているかもしれないということは考えられる．このように癌死亡とテレビの普及ということには直接の相関はないが何かある要因が2つの事象と相関しているため，この2つの事象の相関がみられる場合がある．これを，疑似相関という．
　　2つのものの間に因果関係があるかどうかは前述の1)〜5)の知識で判断していく必要がある．また，相関があることがわかったら，この2つのものの相関の強さを測るために相関係数を使うべきである．
　　また相関係数は，高いとき(± 1に近いとき)には「相関がある」という表現をし，相関に意味がある場合が多いが，低いとき(0に近いとき)にはあまり意味がない．
　　標本数が多い場合，相関係数の値により，おおよそ次のように記述できる．

　　　　$-1.0 \leq$ 相関係数 $r < -0.7$　　　強い負の相関がある
　　　　$-0.7 \leq$ 相関係数 $r < -0.4$　　　かなりな負の相関がある
　　　　$-0.4 \leq$ 相関係数 $r < -0.2$　　　やや負の相関がある
　　　　$-0.2 \leq$ 相関係数 $r \leq 0.2$　　　ほとんど相関がない
　　　　$0.2 <$ 相関係数 $r \leq 0.4$　　　やや正の相関がある
　　　　$0.4 <$ 相関係数 $r \leq 0.7$　　　かなりな正の相関がある
　　　　$0.7 <$ 相関係数 $r \leq 1.0$　　　強い正の相関がある

　　しかし，標本数が少ない場合はこのように判断できるとは限らず，後述する母相関係数の推定，検定を実施する必要がある．

LEVEL 2　5・3　順位相関係数

　　ときとして，順位しか意味をもたないデータ，あるいは正確な数値はわからず，順位だけしかわかっていないデータがある．また，連続量で与えられているデータでもその精度に問題があるとか，実際の量よりも順位の方がはるかに重要な場合がある．このような場合，スピアマン(Spearman)の順位相関係数 r_s を計算し，データの相関を求める．
　　順位相関係数 r_s は相関係数(積率相関係数)と同様，
　　　　$-1 \leq$ 順位相関係数 $r_s \leq +1$

である.

2組のデータの順序がまったく一致する場合順位相関係数 $r_s = +1$,まったく逆転する場合順位相関係数 $r_s = -1$ となる.一般に順位相関係数は相関係数(積率相関係数)より大きな値となる.

ここで同一順位の取り扱いを考えておこう.多数のデータで順位を求め,順位相関係数などを計算する場合,同一順位が複数になることがよくみられる.このような同一順位の取り扱いを考えてみよう.仮に,2位が2人いるとしたら,2人の順位は2位と3位の中間 $\frac{2+3}{2}=2.5$ 位とする.もし4位が3人いるとしたら,3人の順位は4位と5位と6位の中間 $\frac{4+5+6}{3}=5$ 位とする.この順位に基づき,順位相関係数を計算しよう.

$$順位相関係数 = 1 - \frac{6 \times 前後の順位差の二乗の合計}{標本数の三乗 - 標本数} \tag{5・3・1}$$

正の順位差の和(表 5・1 の+)と負の順位差の和(−)とは等しい.

表 5・1 健康教育前後の成績順位

	成績順位		順位の差：d		d^2
	教育前	教育後	+	−	
A	1	2		1	1
B	2	6		4	16
C	3	1	2		4
D	4	4	−	−	0
E	5	3	2		4
F	6	7		1	1
G	7	5	2		4
H	8	9		1	1
I	9	8	1		1
計			7	7	32

例題 5・2　A, B, C, …, I の 9 人について生活習慣病(成人病)に対する健康教育を実施した.表 5・1 は,健康教育前と健康教育後の健康知識の成績順位を示したものである.健康教育前と後の成績とは相関があるだろうか.

解答　表 5・1 の数値を代入すると,

$$順位相関係数 = 1 - \frac{6 \times (32)}{9^3 - 9} = +0.73333333$$

順位相関係数は 0.73333333 であるので,かなり相関は高いと思えるが,相関があるかどうかに関しては,厳密には検定をしなければ判断できない.検定に関しては 8 〜 12 章で学ぶことになる.

5·4 回帰直線

LEVEL 3

例題5·1の表A，散布図(図A)で示されたデータの相関係数は$r = 0.8518$と高い値であったので，このデータに直線をあてはめてみることが可能となる．

この直線を**回帰直線**という．散布図においてxとyとが高い相関をもつほど，各点は直線の近くに分布する．一方，相関が低い場合には，点が散らばって分布し，直線で近似することがむずかしくなる．

2変数(x, y)の間で直線的な関係を考える場合，$y = ax + b$あるいは$x = a'y + b'$とあらわすことができる．この直線の式，すなわち係数a, bを決定するためには，最小二乗法が用いられる．

独立変数
従属変数
傾き・切片
回帰係数

まず，xを**独立変数**(または説明変数)，yを**従属変数**(または基準変数)と考えたときの$y = ax + b$について，最適なa, bを求めていこう．ここで，bは$x = 0$のときのyの値を示し，aは直線の**傾き**を示している．bは回帰直線のy**切片**と呼ばれ，aは**回帰係数**と呼ばれる．図5·2のようにx_iに対応する回帰直線上の点(推定値)を$\hat{y}_i$とすれば観測値y_iとの差は$y_i - \hat{y}_i$となる．

ここで，

(観測値 − 推定値)の合計 = 0

であり，

(観測値 − 推定値)の二乗の合計

が最小となるようにa, bを求めれば，観測値y_iと推定値$\hat{y}_i$との隔たりが最小になる回帰直線を引くことができる．これを**最小二乗法**という．

最小二乗法

したがって，

$$\hat{y}_i = ax_i + b$$

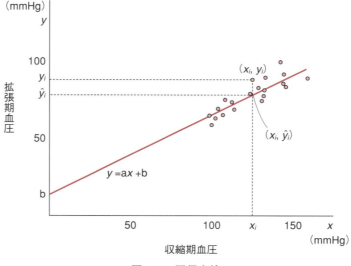

図5·2 回帰直線

である．

ゆえに，求める回帰式は

$$y = 2 \text{変量の相関係数} \times \frac{y \text{の標準偏差}}{x \text{の標準偏差}} \times x$$
$$+ \left(\bar{y} - \frac{2 \text{変量の共分散}}{x \text{の分散}} \times \bar{x} \right) \tag{5・4・1}$$

また，

$$2 \text{変量の共分散} = \frac{(x - \bar{x}) \times (y - \bar{y}) \text{の合計}}{\text{標本数}}$$

となりこれを変形することにより，

$$y - \bar{y} = \frac{2 \text{変量の共分散}}{x \text{の分散}} (x - \bar{x}) \tag{5・4・1′}$$

となる．これが，x を独立変数，y を従属変数としたときの y への x からの回帰直線である．

ここでいう共分散とは，例題 5・1 で表 A の値から求めた"偏差の積和"(5) の平均である．

式 (5・4・1) より x の係数 a は，例題 5・1 で求めた収縮期血圧 (x)，拡張期血圧 (y) の標準偏差 (17.60, 10.35) とその相関係数 (0.85176) から，

$$a = 0.85176 \times \frac{10.35}{17.60} = 0.50089295$$

となる．

また，y 切片 b は収縮期血圧 (x)，拡張期血圧 (y) の平均 (124.35, 76.55) と収縮期血圧 (x) の分散 (309.8275) と偏差の積和 (3,103.15) の平均 (共分散) から，

$$b = 76.55 - \frac{\frac{3{,}103.15}{20}}{309.8275} \times 124.35 = 14.277171$$

となる．結果をまとめると

回帰分析の結果 (x：収縮期血圧，y：拡張期血圧)

y 切片	14.2772
y 評価値の標準誤差	5.7200
相関係数 r	0.8518
r の二乗	0.7252
標本数	20
x の係数	0.5009

ここで出てくる y 切片は，$x = 0$ としたときの y の値である．

標準誤差 y 評価値の**標準誤差**とは，予測値と実測値のずれ（予測の誤差）の標準偏差をあらわしている．

決定係数 r の二乗は**決定係数**とも呼ばれ，全変動のうち，回帰直線により説明される割合を示している．一般に正規化された変量では，相関係数 r が大きければ大きい

ほど標準誤差は小さくなる．

よって，回帰式は
$$y = 0.5009\,x + 14.2772$$
となる．

一方，これとは逆に y を独立変数，x を従属変数とする x へ y からの回帰直線も計算できる．つまり，式(5・4・1′)で y と x を入れ替えて考えて，同様な方法により，

$$x - \bar{x} = \frac{2\text{変量の共分散}}{y \text{の分散}} (y - \bar{y}) \tag{5・4・2}$$

が求められる．

この回帰式によれば，a′(y の係数)，b′(x 切片)は以下のようになる．

回帰分析の結果(y：拡張期血圧，x：収縮期血圧)

x 切片	13.4999
x 評価値の標準誤差	9.7267
相関係数 r	0.8518
r の二乗	0.7252
標本数	20
y の係数	1.4481

よって，回帰式は
$$x = 1.4481y + 13.4999$$
となる．

式(5・4・1)であらわされる「y への x からの回帰式」と，式(5・4・2)であらわされる「x への y からの回帰式」の交点は点 $(\bar{x}, \bar{y})$ である．この2本の回帰直線の違

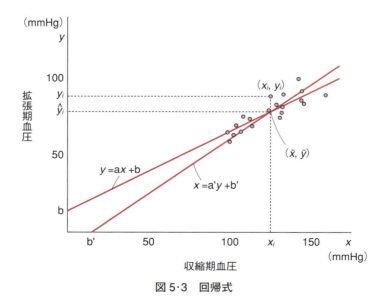

図 5・3　回帰式

いを考えてみよう．

　2つの回帰直線は$(\bar{x}, \bar{y})$を交点とするが，傾きは異なっている．さきの収縮期血圧と拡張期血圧の例でみると，これらは，図5・3のようになる．回帰直線を利用すれば，独立変数の値を回帰式に代入することにより，従属変数の予測値を求めることができる．ここで用いた回帰直線はxを独立変数，yを従属変数とする「yへのxからの回帰」をあらわしている．したがって，この式を使ってyからxの予測をすることはできず，その場合には式(5・4・2)を用いて予測することとなる．つまり，予測をする場合には，xとyのいずれが独立変数，従属変数であるのか，因果関係などに注意して予測を行わなければならない．yとxの間の相関係数が1となれば，これら2本の回帰直線は同一となる．一方，相関係数が小さくなると2本の線の傾きが異なり，離れてくることになる．

　ところで，$x=\bar{x}$によって予測される予測値$\hat{y}$と$\bar{y}$の差は，一般にxと$\bar{x}$の差より小さくなる．収縮期血圧で，拡張期血圧を予測することを考えよう．この例では，予測される拡張期血圧と平均の差$(\hat{y}-\bar{y})$は，収縮期血圧と平均との差$(x-\bar{x})$より小さくなる．つまり，拡張期血圧(予測値)は収縮期血圧に比べ，平均に近づくことになる．これを，回帰の概念と呼ぶ．

回帰の概念

+5・1 例題5・1の表Aの20人の年齢，収縮期血圧，拡張期血圧から，
  1) 年齢(z)と収縮期血圧(x)の相関係数を求めなさい．
  2) 年齢(z)と拡張期血圧(y)の相関係数を求めなさい．

+5・2 A，B，C，…，Hの8人について糖尿病の教育入院を実施した．下の表は，教育入院前の糖尿病の知識の成績順位と退院後の糖尿病の知識の成績順位を示したものである．教育入院前と後の成績とは相関があるだろうか．順位相関係数r_sを計算して検討しなさい．

糖尿病の知識の成績順位

	成績順位	
	入院前	入院後
A	1	3
B	2	2
C	3	1
D	4	6
E	5	4
F	6	5
G	7	8
H	8	7

+5・3 例題5・1の表Aの20人の年齢，収縮期血圧，拡張期血圧から，
  1) 年齢(z)から収縮期血圧(x)への回帰式を求めなさい．
  2) 年齢(z)から拡張期血圧(y)への回帰式を求めなさい．

6 確率・順列・組み合わせ

KEY WORDS
確率　加法定理　排反事象　乗法定理　独立事象
順列　階乗　組み合わせ

　7章では確率分布，8章から12章までは統計的推定，検定の考え方，問題の解法などを解説している．そこでは確率の概念を利用して，実際の計算時には，順列・組み合わせの計算も多用されている．そこで6章ではそれら，確率・順列・組み合わせの基本的考え方について学んで行こう．

◆LEVEL 1◆　6・1　確　　率

　確率とは，偶然の起こり方をはかる物差しといえよう．そして，その例としては，サイコロ，トランプ，硬貨の裏表の出る回数など古くから確率の説明に利用されてきた．ここでもその古典的なサイコロの例を考えてみよう．
　サイコロを1～3,000回振ったときの1の目の出る確率はどの程度か考えてみ

表6・1　サイコロを1～3,000回振ったときの1の目の出る確率

サイコロを振った回数	1の出た回数	その確率
1	0	0
2	0	0
5	1	0.2
10	1	0.1
50	7	0.14
100	18	0.18
200	31	0.155
400	71	0.1775
800	131	0.16375
1,600	272	0.17
3,000	494	0.16467

よう.

表 6·1 にみられるように，振る回数が増えてくると，その確率は 0.165 ないし 0.17 のあたりに集中してくる．普通のサイコロなら，1, 2, 3, 4, 5, 6 の目とも同じ割合に出るだろう．つまり，1 の目が出る割合は $\frac{1}{6}$ である．これを"サイコロを振って，1 の目が出る確率 p は $\frac{1}{6}$ である"という．これは 6 回振れば 1 回 1 の目が出るというのではなく，多数（数千回）試みれば 1 の目がおよそ $\frac{1}{6}$ (0.166667) 出るだろうという意味である．表 6·1 の例でも 1,600 回，3,000 回振ったときにはほぼ (0.166667) になっている．このように試行回数（サイコロを振る回数）を多くしてゆくと，出る目の確率は母数 $\left(\frac{1}{6}\right)$ に近づいてゆく．これを**大数の法則**という．

大数の法則

事象 あること（**事象**）が起こる確率を p であらわし，ある事象が起こらない確率を q であらわす．サイコロの例では 1 の目が出る確率 p は $p=\frac{1}{6}$，1 の目が出ない確率 q は $q=\frac{5}{6}$ であるから，$p+q=1, q=1-p$ である．$p+q$ というのは，全事象をあらわしているので，1 の目が出る場合と，1 の目が出ない場合で，全部の場合である．反対に，7 以上，0 以下の目が出ることはありえない．その確率は 0 である．

6·1·1　確率の加法定理 — 排反前提の場合

排反事象　2 つ，または 2 つ以上の**排反事象**が起こる確率は，それぞれの確率の和である．
式であらわすと

$$P(A \cup B) = P(A) + P(B) \tag{6·1·1}$$

または，

$$P(A \cup B \cup C \cdots) = P(A) + P(B) + P(C) + \cdots \tag{6·1·2}$$

加法定理　これを排反前提の**加法定理**という（図 6·1）．排反事象とは，同時に起こりえない事象，出来事のことである．しかし，同時に起こりうる事象，出来事に対して排反前提の加法定理は使えない．

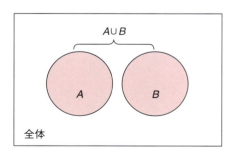

図 6·1　排反前提の加法定理

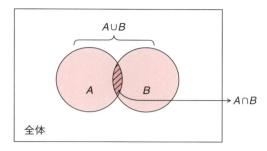

図 6·2　一般の加法定理

6·1·2　確率の加法定理 — 一般の場合

2つ，または2つ以上の事象が起こる確率は，それぞれの確率の和から，それらの事象が同時に起こる確率を引いたものである．

2つの事象の場合を式であらわすと

$$P(A \cup B) = P(A) + P(B) - P(A \cap B) \tag{6·1·3}$$

これを一般の加法定理という（**図 6·2**）．

6·1·3　確率の乗法定理

サイコロを2回投げて，第1回，第2回とも，1の目が出る確率はいくらだろうか．

起こりうるすべての場合はというと何通りあるのだろうか．第1回目は1〜6の6通り，第2回目も同じく1〜6の6通りである．よって，全部で6×6＝36通りの場合がある．それに対し，いま求めているのは第1回，第2回とも，1の目の場合ただひとつである．したがってサイコロを2回振って，1が2回続けて出る確率は $\frac{1}{36}$ である．

最初から確率の考え方で検討してみよう．サイコロを2回振って，1回目に1の出る確率は $\frac{1}{6}$ で，2回目に1の出る確率も $\frac{1}{6}$ である．したがってサイコロを2回振って，1が2回続けて出る確率は

$$\frac{1}{6} \times \frac{1}{6} = \frac{1}{36}$$

である．

また，硬貨を4枚投げて，全部表の出る確率を求めてみよう．1枚の硬貨を投げたとき表の出る確率は $\frac{1}{2}$ であるので，4枚とも表の出る確率は

$$\frac{1}{2} \times \frac{1}{2} \times \frac{1}{2} \times \frac{1}{2} = \frac{1}{16}$$

となる．

2つ，または2つ以上の互いに独立な事象，出来事が同時に，または続いて起こる確率は，それぞれの確率の積になる．式であらわすと

$$P(A \cap B) = P(A) \times P(B) \tag{6·1·4}$$

または

$$P(A \cap B \cap C \cdots) = P(A) \times P(B) \times P(C) \times \cdots \tag{6·1·5}$$

乗法定理 これを確率の乗法定理という．

独立事象 ところで，独立事象とはある事象の発生する確率がほかのいずれの事象の影響も受けない事象のことである．余事象という考え方もある．余事象とはある事象に対して，その事象が起こらないすべての場合を考えることである．この考え方は確率問題を考えるとき重要で，少なくとも1回はあることが起こるという問題の解法に利用される．

余事象

男女が生まれる割合を 105：100 とする．2回出産した女性が 10,000人いるとしたら，①男児ばかり2人，②男女児1人ずつ，③女児ばかり2人，出産した女性はそれぞれ何人いるだろうか（小数点以下は四捨五入しなさい）．

（男，男）を生む確率

$$\frac{105}{(105+100)} \times \frac{105}{(105+100)} = \frac{441}{1,681}$$

（男，女）を生む確率

$$\frac{105}{(105+100)} \times \frac{100}{(105+100)} = \frac{420}{1,681}$$

（女，男）を生む確率

$$\frac{100}{(105+100)} \times \frac{105}{(105+100)} = \frac{420}{1,681}$$

（女，女）を生む確率

$$\frac{100}{(105+100)} \times \frac{100}{(105+100)} = \frac{400}{1,681}$$

よって

① （男，男） $10,000 \times \dfrac{441}{1,681} = 2,623$（人）

② （男，女）＋（女，男） $10,000 \times \dfrac{420}{1,681} \times 2 = 4,997$（人）

③ （女，女） $10,000 \times \dfrac{400}{1,681} = 2,380$（人）

となる．

（男，女）＋（女，男）が4,997人と半数（5,000人）にならないのはやや奇妙な感じを受けるかもしれないが，落ちついて考え，計算してみれば納得できるであろう．

例題 6·2 男児の生まれる確率を $\frac{1}{2}$ とする（さきほどは $\frac{105}{205}$ としたが，ここでは簡略化して $\frac{1}{2}$ とする）．4 人子供の生まれた家庭で，少なくとも 1 人男児のいる確率はいくらか．

解答 "1 人男児のいる確率 + 2 人男児のいる確率 + 3 人男児のいる確率 + 4 人男児のいる確率" ということでその和を求めるという考え方もあるが，ここでは余事象の考え方を使おう．「少なくとも 1 人」の余事象は「1 人もいない」である．だから，「男児が 1 人もいない」（4 人とも女児の）確率を求めて，1（全部の確率）から引けばよいのである．つまり，

$$1 - \left(\frac{1}{2}\right)^4 = 1 - \frac{1}{16} = \frac{15}{16}$$

である．

◆LEVEL 1◆ 6·2 順　列

4 個の文字から 2 個選び並べることを考えよう．a, b, c, d, を 2 個ずついろいろ並べてみる．a を先頭にすると

　　　　ab, ac, ad；

以下同様に b, c, d を先頭にすることもできる．

このように，順序を考えに入れた並べ方を順列という．

順列の数がいくつあるか計算方法を考えよう．

a, b, c, d から 2 個の順列をつくるとき，1 番目の選び方は 4 通りある．1 番目が決まったとき，その次にくる 2 番目の選び方は，先頭で使った 1 個の文字は除くので，$4-1=3$ 通りである．それで順列の列は $4 \times (4-1) = 12$ となる．これを "4 個のものから 2 個をとる順列" といい，$_4P_2$ であらわす．その際の読み方は「P の 4 の 2」または「Permutation 4 の 2」，または「順列 4 の 2」である．$_4P_2 = 12$ である．

一般に，

n 個から 2 個をとる順列　　$_nP_2 = n(n-1)$ 　　　　　　　　　　　(6·2·1)

n 個から r 個をとる順列

$$_nP_r = n(n-1)(n-2) \cdots (n-r+1) \qquad (6 \cdot 2 \cdot 2)$$

n 個から n 個をとる順列

$$_nP_n = n(n-1)(n-2) \cdots 4 \times 3 \times 2 \times 1 = n! \qquad (6 \cdot 2 \cdot 3)$$

$n!$ は n の階乗という．$0!$ は便宜上，$0!=1$ とする．$n! = 1 \times 2 \times 3 \times 4 \times \cdots \times n$ でもある．

たとえば，

$$_7P_3 = 7 \times 6 \times 5 = 210$$

$$_7P_7 = 7 \times 6 \times 5 \times 4 \times 3 \times 2 \times 1 = 7! = 5{,}040$$

である．

◆LEVEL 1◆ 6・3 組み合わせ

4個の文字から2個選ぶ順列を考えよう．

さきほどみたように a, b, c, d, から2個の順列をつくれば

$$ab,\ ac,\ ad;\ bc,\ bd;\ cd.$$

など全部で $4(4-1)=12$ 通りある．**組み合わせ**では前後の入れ替わったもの（ab と ba, ac と ca のような関係にあるもの）は同じものとして扱うので，組み合わせの数は

$$\frac{4(4-1)}{2} = 6$$

になる．これを "4個から2個をとる組み合わせ" といい，$_4C_2$ であらわす．その際の読み方は「Cの4の2」または「Combination 4 の 2」，または「組み合わせ 4 の 2」である．

一般に n 個から2個をとる組み合わせをつくれば，その数は

$$_nC_2 = \frac{n(n-1)}{2} \tag{6・3・1}$$

同様に3個とる組み合わせをつくることを考えてみよう．その数は

$$_4C_3 = \frac{4(4-1)(4-2)}{2 \times 3} = \frac{4 \times 3 \times 2}{1 \times 2 \times 3} = 4$$

一般に n 個から3個とる組み合わせの数は

$$_nC_3 = \frac{n(n-1)(n-2)}{1 \times 2 \times 3} \tag{6・3・2}$$

n 個から r 個とる組み合わせの数は

$$_nC_r = \frac{n(n-1)(n-2)\cdots\{n-(r-1)\}}{1 \times 2 \times 3 \times \cdots \times r}$$

$$= \frac{n(n-1)(n-2)\cdots(n-r+1)}{r!} \tag{6・3・3}$$

分子，分母に $(n-r)!$ をかけると

$$_nC_r = \frac{n!}{r!(n-r)!} \tag{6·3·4}$$

になる．これをよくみると，$_nC_{n-r}$ と同じである．つまり，

$$_nC_{n-r} = \frac{n!}{(n-r)!\{n-(n-r)\}!}$$
$$= \frac{n!}{(n-r)!r!}$$
$$= {}_nC_r \tag{6·3·5}$$

となる．つまり，n 個から r 個をとる組み合わせの数は，n 個から $(n-r)$ 個をとる組み合わせの数と等しい．$_nC_0$ は n 個から 0 個をとる組み合わせの数であり，何もしないことであるので，もとのままの 1 通りである．つまり，$_nC_0=1$ である．

例題 6·3 次の計算をしなさい
1) $_{10}C_3$ 2) $_9C_6$ 3) $_5C_2$

解答 式 (6·3·3) または式 (6·3·4) を使い

1) $_{10}C_3 = \dfrac{10 \times 9 \times 8}{1 \times 2 \times 3} = 120$

2) $_9C_6 = \dfrac{9 \times 8 \times 7 \times 6 \times 5 \times 4}{1 \times 2 \times 3 \times 4 \times 5 \times 6} = 84$

3) $_5C_2 = \dfrac{5 \times 4}{1 \times 2} = 10$

となる．

+6·1 男女が生まれる割合を 105：100 とする．3 回出産した女性が 100,000 人いるとしたら①男児ばかり 3 人，②男児 2 人女児 1 人，③女児ばかり 3 人，出産した女性はそれぞれ何人いるだろうか（小数点以下は四捨五入しなさい）．

+6·2 次の計算をしなさい．
1) $_{10}P_3$ 2) $_9P_6$ 3) $_5P_2$

+6·3 次の計算をしなさい．
1) $_{10}C_4$ 2) $_9C_5$ 3) $_5C_3$

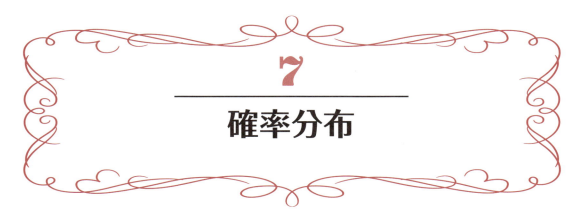

7 確率分布

> **KEY WORDS**
> 正規分布　生物現象　標準化　標準正規分布　正規確率紙
> 対数正規確率紙　カイ二乗分布　t 分布　F 分布　一様分布
> 二項分布　指数分布　ポアソン分布　幾何分布

　7章では8章から12章までで学ぶ，母集団，標本，推定，検定の際に利用される，正規分布やその特性を中心とする，いくつかの分布について学んで行く．ここでは，分布のおおよその形や特性を知っておればよく，その細かい形状は必要に応じて理解して行けばよいであろう．

LEVEL 2　7・1　正規分布

　生物現象など，自然界で観察される多くのものの分布は平均値に近いものが多く，両端が少なくなっている．これを曲線で描くと図7・1のような左右対称の釣り鐘状の分布となる．これを正規分布という．発見者の名前をとって，ガウス(Gauss)分布，ラプラス(Laprace)分布とも呼ばれる．

　正規分布の確率密度関数は平均と標準偏差を用いて，次の式であらわされる．

$$f(x) = \frac{1}{(\sqrt{2\pi} \times 標準偏差)} \times 2.718^{-\frac{(x-平均)^2}{2(標準偏差)^2}} \quad (-\infty < x < \infty) \tag{7・1・1}$$

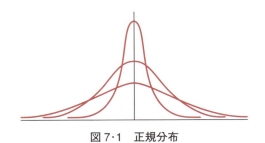

図7・1　正規分布

対数正規分布

また，平均値 μ，分散 σ^2（標準偏差 σ）の正規分布は $N(\mu, \sigma^2)$ であらわす．

また，対数をとると正規分布になる分布を対数正規分布という（図 7・2）．この分布では，本来の分布は，分布の中心が左側によっており，正規分布に従わず，自然界の現象にはいくつかみられる．正規分布に基づく検定を行う場合には，このような事前操作を行う必要がある．

この正規分布には次のような特徴がある（図 7・3）．

(1) 平均値 μ の点で極大値をとり，$\mu \pm \sigma$ の点が変曲点となり，左右対称である．

(2) 平均値，中央値，最頻値は一致する．

(3) 正規曲線は左右無限に延びており，

$\mu \pm \sigma$ の範囲内に全体の 68.3%
$\mu \pm 2\sigma$ の範囲内に全体の 95.4%
$\mu \pm 3\sigma$ の範囲内に全体の 99.7%

が含まれる．

標準偏差の 2 倍以上に位置するものは少なく（両端で 4.55%），3 倍以上になるものはほとんどない（両端でわずか 0.27%）．

標準化

ほかの分布との比較を容易にするために，標準化（基準化）することを考える．標準化とは，平均値 0，分散 1^2 となるよう変形する作業のことである．

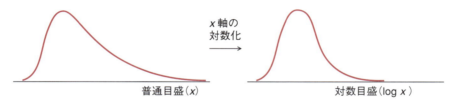

図 7・2　対数正規分布への変換

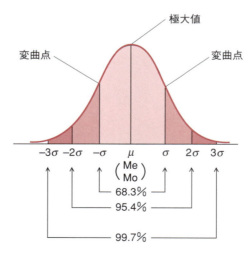

図 7・3　正規分布の特徴

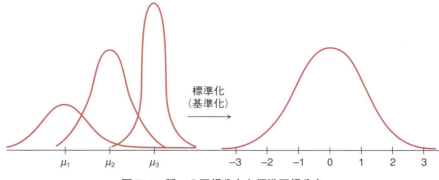

図 7·4　種々の正規分布と標準正規分布

つまり，どの分布も $N(0, 1^2)$ となるようにする．

上記の正規分布の式において，

$$z = \frac{x - 平均}{標準偏差} \tag{7.1.2}$$

のように変数変換すると，

$$f(z) = \frac{1}{\sqrt{2\pi}} \times 2.718^{-\frac{z^2}{2}} \quad (-\infty < z < \infty) \tag{7.1.3}$$

となり，平均値 0，分散 1^2 で，$N(0, 1^2)$ と表現できる（図 7·4）．

この標準正規分布については，標準正規分布表（付表 3）から，観察データについてのあらわれる確率が求められる．

例題 7·1　ある看護学校で体重測定を実施した．平均値 50 kg，標準偏差 3 kg の正規分布をしていた．体重 56 kg 以上のものは何％いるか．

解答　式(7.1.2)に
　　　平均値 = 50
　　　標準偏差 = 3
　　　$x = 56$
を代入する．

$$z = \frac{56 - 50}{3} = 2$$

標準正規分布表において $z = 2$ より外側の確率は 0.023 である．したがって 56 kg 以上のものが 2.3% いる．

7・2 正規分布の性質

正規分布の性質を利用した確率紙，正規分布から導かれる t 分布，F 分布，カイ二乗（χ^2）分布などについて解説する．

◆ LEVEL 1 ◆ ### 7・2・1 正規確率紙

縦軸の目盛が正規分布の累積確率をあらわし，横軸は普通目盛のものを正規確率紙という．観察した標本の分布が正規型かどうかは，正規確率紙を用いればおおよその部分は，容易に判断できる（図7・5）．

まず，観察値について度数分布表をつくり，累積百分率（累積相対度数）を計算する．正規確率紙上に横軸に階級を，縦軸に累積百分率をプロットし，各点を線で結ぶ．この線がほぼ直線になれば正規分布に近いとみなされる．

より厳密に調べるには，標本の平均値および分散を用いて，式(7・1・1)より正規分布の曲線を求め，この理論値と観察値のくいちがいを後で述べるカイ二乗検定を用いて検討する．それで，本当に正規分布しているかどうかがわかる．

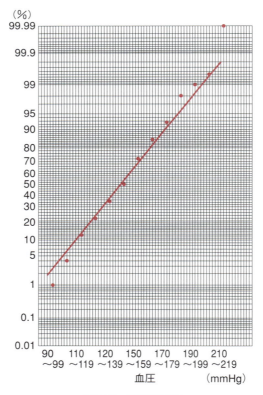

図7・5　正規確率紙

例題 7・2 表 2・3(9 頁参照)の収縮期血圧の度数分布表より累積相対度数を正規確率紙(158 頁)上にプロットし，観察した標本の分布が正規型かどうかを判断しなさい．

解答 表 2・3 の収縮期血圧の累積相対度数分布表より，正規確率紙において横軸に階級(収縮期血圧：mmHg)をとり，縦軸に累積百分率(累積相対度数)をとる．各階級の上端の値と各階級の累積相対度数を線で結ぶとほぼ一直線になる(図 7・5)．したがって，この場合，収縮期血圧は正規分布をしているといえよう．

◆ LEVEL 2 ◆   **7・2・2　対数正規確率紙**

生物現象などは対数をとると，正規分布するものが多いが，あるデータの対数をとった分布が正規分布かどうかの判定に対数正規確率紙が用いられる．縦軸は正規確率紙と同じ目盛，横軸は対数目盛になっている．この用紙上に累積相対度数をとって描き，それが直線上に並べば，データは対数正規分布に従う．50% に対応する横軸の値は幾何平均を示している．

図 7・5 で横軸が対数目盛りになっているものが**対数正規確率紙**である．

◆ LEVEL 3 ◆   **7・2・3　カイ二乗(χ^2)分布**

$x_1, x_2, \cdots, x_r$ がすべて標準正規分布に従い，互いに独立であるとするとき，

$$\chi^2 = 各変数の二乗の和 \tag{7・2・1}$$

は自由度 r の**カイ二乗(χ^2)分布**に従う．

カイ二乗分布は，図に示すと**図 7・6** のようになり，自由度が大きくなると正規分布に近づいていく．

また，カイ二乗分布は，適合度や独立性の検定(11 章，11・1，11・2 参照)等に利用される．

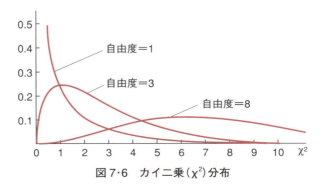

図 7・6　カイ二乗(χ^2)分布

◆ LEVEL 2 ◆

7・2・4　t 分 布

互いに独立な x, y があり，x は正規分布，y^2 は自由度 r のカイ二乗分布に従うとする．

$$t = \frac{変数\ x}{\sqrt{\dfrac{変数\ y}{自由度}}} \tag{7・2・2}$$

であらわされる分布を，自由度 r の t 分布という．

t 分布は，図に示すと図 7・7 のようになり，自由度が大きくなると正規分布に近づいていく．

また，t 分布は，母平均の推定や検定，平均値の差の推定，検定(9 章，t 検定)等に利用される．

t 分布はスチューデント(Student)の t 分布と呼ばれるが，「スチューデント」はペンネームで本名はゴセット(W. S. Gossett)である．

x が自由度 r の t 分布に従うとき，x^2 は自由度 1 と r の F 分布に従うという関係がある．なお，自由度 1 の t 分布は，コーシー(Cauchy)分布とも呼ばれる．

コーシー分布

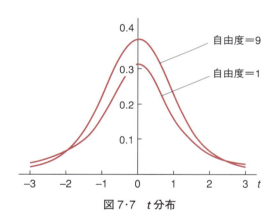

図 7・7　t 分布

◆ LEVEL 3 ◆

7・2・5　F 分 布

x, y が自由度 r_1 と r_2 をもつカイ二乗分布に従い，互いに独立であるとする場合，

$$F = \frac{\left(\dfrac{変数\ x}{自由度\ r_1}\right)}{\left(\dfrac{変数\ y}{自由度\ r_2}\right)} \tag{7・2・3}$$

であらわされるならば，F は自由度 r_1 と r_2 をもつ F 分布(図 7・8)に従うという．

F 分布は分散の検定(10 章，F 検定)等に利用される．F 分布はフィッシャー(R. A. Fisher)の F に由来するが，スネデカー(Snedecor)分布とも呼ばれる．

スネデカー分布

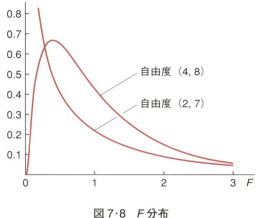

図7·8　F分布

LEVEL 2　7·3　一様分布

連続変数の確率分布で，定義域のどの点の密度も等しい分布を**一様分布**という．その形から長方形分布，矩形分布ともいわれる．その区間を a から b までとすれば，次のような密度関数となる．

$$f(x) = \frac{1}{b-a}, \quad a < x < b$$
$$= 0, \quad x \leq a \text{ および } x \geq b \tag{7·3·1}$$

この分布は平均 $\dfrac{a+b}{2}$，分散 $\dfrac{(b-a)^2}{1^2}$ となる．

また，離散変数の場合には，離散一様分布と呼ばれる（図7·9）．

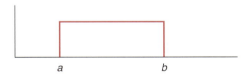

図7·9　一様分布

LEVEL 2　7·4　二項分布

事象 E が起こる確率を p，起こらない確率を q とする（$p+q=1$）．このような2つの互いに排反的な事象からなる二項型母集団において n 個の標本を抽出したとき，そのうち x 個に事象 E が起こる確率は

$$P_x = {}_nC_x p^x q^{n-x} = \frac{n!}{x!(n-x)!} p^x q^{n-x} \tag{7・4・1}$$

である.

$$\text{確率 } P_x \text{ の和} = {}_nC_x p^x q^{n-x} \text{ の和} = (p+q)^n = 1 \tag{7・4・2}$$

このような分布を<u>二項分布</u>と呼ぶ(平均 np, 分散 npq).

ラプラスの定理　図7・10 にみられるように,二項分布において n が大きくなると正規分布に近似される.これを,<u>ラプラスの定理</u>という.

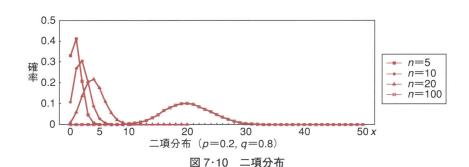

図7・10　二項分布

例題7・3　サイコロを5回振って6の目が2回出る確率を求めなさい.

解答　サイコロを5回振って6が2回出る場合の数は,組み合わせを使えば

$${}_5C_2 = \frac{5 \times 4}{1 \times 2} = 10$$

と簡単に計算できる.
サイコロを振って6が出る確率は $\frac{1}{6}$,6が出ない確率は $\frac{5}{6}$ である.
式(7・4・1)にあてはめると,

$$10 \times \frac{1}{6} \times \frac{1}{6} \times \frac{5}{6} \times \frac{5}{6} \times \frac{5}{6} = \frac{625}{3,888}$$

である.

◆LEVEL 2◆ **7·5 指数分布**

負の指数分布で連続変数xのパラメータをλ ($\lambda > 0$)とすると確率密度関数は,

$$f(x) = \lambda \times 2.718^{-\lambda x} \qquad x \geq 0 \tag{7·5·1}$$

である. 平均$\dfrac{1}{\lambda}$, 分散$\dfrac{1}{\lambda^2}$である. また分布関数$F(x)$は, 図7·11のように示される.

この分布は, 連続変数として反応時間などをあらわす分布である. また離散変数における幾何分布に対応している.

また, 片対数方眼紙(縦軸が対数目盛, 横軸は普通目盛の方眼紙)にデータをプロットし, グラフが直線状になれば, データは指数関数的に変化していることがわかる.

片対数方眼紙は, 数値の大きく異なるデータの比較, 増加率の変化の比較, などに用いられる.

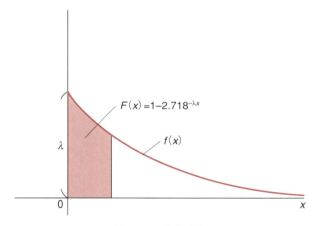

図7·11 指数分布

◆LEVEL 3◆ **7·6 ポアソン分布**

離散変数の確率分布であり, 二項分布で, $np = \lambda$を一定のパラメータとして導かれる.

$$P_x = \frac{2.718^{-\lambda} \lambda^x}{x!} \qquad (ただし, \ x = 0, 1, 2, \cdots) \tag{7·6·1}$$

平均値と分散はともにλである. ポアソン(Poisson)分布は一定の時・空間内での, きわめてまれな現象の分析, 記述に適当である. たとえば, 交通事故の死亡

者数，脳卒中の死亡者数，製造工程での不良品の発生率，電話の呼出数などの研究に利用される．

ある都市における交通事故による死亡数は1日平均0.5人である．1日に交通事故による死亡者が
1) 1人出る確率
2) 3人出る確率
3) 1人も出ない(0人出る)確率
を求めなさい．

交通事故による死亡数の分布は，ポアソン分布に従うとすると$\lambda=0.5$であるから，式(7·6·1)から，

$$P_x = \frac{2.718^{-0.5} 0.5^x}{x!}$$

となる．
よって，ポアソン分布表(付表4)から，
1) 1日に交通事故による死亡者が1人出る確率は

$$P_1 = \frac{2.718^{-0.5} 0.5^1}{1!} = 0.303265$$

2) 1日に交通事故による死亡者が3人出る確率は

$$P_3 = \frac{2.718^{-0.5} 0.5^3}{3!} = 0.01264$$

3) 1日に交通事故による死亡者が0人出る確率は

$$P_0 = \frac{2.718^{-0.5} 0.5^0}{0!} = 0.606531$$

である．

LEVEL 3 7·7 幾何分布

負の二項分布の単純な場合で，離散変数の確率分布である．幾何級数分布とも呼ばれる．サイコロの例のように，ベルヌイ試行(結果が2通りしかない事象を試してみること，サイコロでいえば，1が出るか，出ないかの2通りである)を反復して，目的とする事象(たとえば，1が出る，確率p)が起こるまでにほかの事象(1が出ない，確率$q=1-p$)が継続する回数をxとすると，その確率の問題

となる．その密度関数は，

$$P(X=x) = p^x q, \qquad x = 0, 1, 2, \cdots \infty \qquad (7\cdot7\cdot1)$$

幾何級数

である．この式は初項 q，公比 p の幾何級数であるので，幾何分布と呼ばれる．p がパラメータでこの分布を特定している定数である．そして，平均は $\dfrac{p}{q}$，分散は $\dfrac{p}{q^2}$ である．また，これは待時間をあらわす分布で，連続変量での指数分布に対応する．

+7・1　全国の看護学生 10,000 人の体重測定を実施した．平均値 51 kg，標準偏差 4 kg の正規分布をしていた．
　　1)　体重 56 kg 以上のものは何人いるか．
　　2)　体重 45 kg 以下のものは何人いるか．
　　3)　体重 47 kg 以上 55 kg 以下のものは何人いるか．

+7・2　ある都市における交通事故による死亡数は 1 日平均 0.4 人である．1 日に交通事故による死亡者が
　　1)　1 人出る確率
　　2)　2 人出る確率
　　3)　1 人も出ない(0 人出る)確率
を求めなさい．なお，交通事故による死亡数の分布は，ポアソン分布に従うとする．

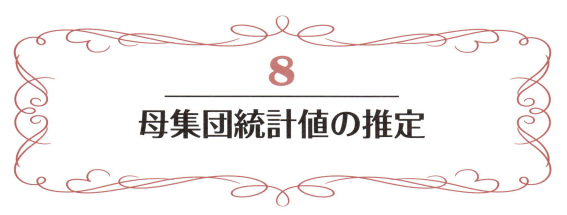

8 母集団統計値の推定

KEY WORDS

母集団　標本　標本調査　母数　乱数表　無作為抽出法　層別抽出法　多段抽出法　系統抽出法　母平均　点推定　区間推定　不偏性　一致性　有効性　母分散　信頼区間　信頼限界　信頼係数　母比率　標本比率　母相関係数　有意性　t 値　z 変換　自由度　標準誤差

　母集団と標本抽出という考え方は統計学の基本である．そして，母平均，母比率，母相関係数などの推定は，実際の場面で利用されることが多い．相関係数については z 変換，対数の利用など，ちょっと複雑になるが落ちついて計算を進めよう．

LEVEL 2　8·1　母集団と標本

　標本抽出のおおもととなる統計集団を母集団という．標本数が有限の場合には有限母集団といい，保健統計であつかわれる母集団は，ほとんどすべて有限母集団である．母集団の大きさは N，標本の大きさ（標本数）は n であらわす．全数調査（悉皆調査）とは母集団全体について，調べることをいい，標本調査とは母集

標　本

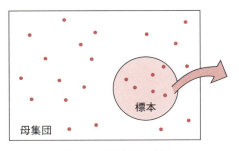

図 8·1　母集団と標本

表 8・1　乱数表

06 71 07 61	42 57 56 44	87 26 26 37	16 27 07 31	48 56 10 34
65 18 38 32	75 51 28 00	38 78 34 74	81 27 67 42	77 68 11 20
62 87 21 63	41 28 62 66	28 02 64 65	49 68 88 68	54 07 72 26
58 73 34 94	10 37 16 22	06 64 10 50	91 87 85 44	75 29 16 82
92 53 18 85	18 14 47 93	38 58 37 51	82 89 98 70	84 88 15 53
35 69 19 86	15 88 89 64	59 84 15 12	21 58 67 15	47 19 91 19
52 58 81 37	61 39 97 90	63 33 14 73	54 64 68 51	94 33 38 44
28 24 19 32	40 58 11 35	66 19 30 44	76 53 20 07	30 74 36 70
87 23 68 48	28 19 56 71	13 28 76 19	91 74 07 57	14 93 50 50
30 54 78 58	49 97 63 61	93 13 79 39	40 62 51 52	41 03 99 30
76 67 69 28	59 18 90 61	87 32 93 64	93 93 21 72	02 37 01 30
11 08 17 03	13 02 49 76	54 93 38 04	49 06 07 97	77 02 38 35
40 71 85 38	65 32 04 36	75 76 94 49	79 42 00 17	76 45 22 85
67 71 70 68	01 40 30 51	30 31 71 94	02 10 73 87	18 61 91 95
27 04 76 58	86 25 82 16	33 74 14 99	79 50 02 22	54 74 27 50
37 15 58 93	19 93 55 40	25 44 73 48	39 83 08 01	38 59 19 79
85 02 96 97	71 38 34 75	16 02 99 63	84 43 25 01	11 61 27 94
27 22 45 01	36 66 35 64	35 32 46 27	32 35 13 40	23 66 11 73
12 75 76 51	30 60 01 09	18 49 58 96	28 00 77 94	38 38 51 07
31 09 67 70	33 03 94 43	24 39 32 25	03 42 42 08	82 98 23 41

団から抽出された標本について調査することである(**図 8・1**)．一般に時間的・経済的理由などにより標本調査を行うことが多い．

　この標本に基づいて母集団の特性値(母数：平均, 分散など)を推定, 予測し, ときには2つ以上の母集団の特性値を比較検討することを推測統計学という．

　標本を抽出する方法はいろいろあるが, 母集団をもっともよくあらわす方法は, 一般に無作為抽出法である．<u>無作為抽出法</u>はどの標本もまったく等しい確率で選ばれることを保証する方法で, 主観や作為などは入る余地がない．具体的にはくじ引きや乱数サイ, 乱数表などが利用される．

無作為抽出法

　乱数表はまったく無意味な規則性のない数字を羅列した表であり, 例を**表 8・1**に示す．

乱数表

　<u>乱数表</u>の使い方は以下のようである．まず, 母集団の数により数字を何桁ずつ区切るか決める．母集団が11〜100個なら2桁, 101〜1,000個なら3桁, 1,001〜10,000個なら4桁である．

　いま, 100個からなる母集団($N=100$)があるとする．これより乱数表を使って20個の標本($n=20$)を抽出する場合を考えてみよう．

　まず, 母集団の100個について0から99まで順番に番号をつける．乱数表でどの数字からはじめるかを決める．たとえば, 目をつぶって鉛筆を落とし, 落ちた地点の2桁の数とする．仮に表8・1の7行目, 6列の39が選ばれたとしよう．最初の数字が決まったら, 縦方向でも横方向でもよいから数字を連続して選ぶ．

この場合は2桁の数字として選ぶ．同じ数字が再びあらわれたら飛ばして進む．右横方向に選んでいくならば，次は97で，続いて，90, 63, 33, 14, 73, 54, 64, 68, 51, 94, 33, 38, 44, 次に下の行に行って，左から28, 24, 19, 32, 40番目のデータを標本として20個選ぶことになる．

このようにして母集団から偏りの少ない標本を抽出することができる．この他にも抽出の労力節減のため，層別抽出法や多段抽出法や系統抽出法などの種々の方法がある．

層別抽出法 　**層別抽出法**はまず抽出を行う前に母集団を同じ特徴(たとえば年齢階級とか職業別とか)の層別に分けておき，層の中で全体の中の抽出率が同じになるように無作為に抽出する方法である．

多段抽出法 　**多段抽出法**は標本を決定するまでに何段階かのステップをおいて抽出する方法である．たとえば看護師に関してある調査を行う場合，まず調査すべき都道府県をいくつか選び，次にその中からいくつかの市区町村を選ぶ．次にその中で病院，診療所を選び，最後にその中で，調査対象者を無作為抽出法で選ぶ．①都道府県，②市区町村，③病院・診療所，④対象看護師と4段階を経て選んでいるので，4段(階)抽出と呼ばれる．この方法だと病院・診療所が限定されるのでまったく無作為に対象者を選ぶ場合より，調査の手間ひまは圧倒的に少なくなる．しかし，都道府県の看護師数は最多の東京都と最少の鳥取県では10倍以上開きがあるので，それも考慮しておかないと思わぬ偏りを生じることとなる．

系統抽出法 　**系統抽出法**は最初の標本のみ乱数表などで選び，あとは一定の間隔で抽出する方法である．たとえば200人中10人選ぶことを考えよう．まず最初の1人が乱数表で47番の人が選ばれたとする．あとは20番おき67, 87, 107, 127, 147, 167, 187, 07, 27番の人を選べばよい．

標本から得られた推定統計量は母集団のそれとは完全に一致しない．その誤差は標本誤差と呼ばれ，標本が無作為抽出で選択されているなら，標本誤差は確率的に推定可能である．このため標本の無作為抽出に関しては，乱数表の利用法など，手順に誤りのないように十分注意しなければならない．

◆LEVEL 2◆

8・2 母集団平均の推定

推定には点推定と区間推定とがある．

点推定 　**点推定**は，標本から母集団の平均値(母平均)などを推定する方法で，標本平均の期待値は母平均値と一致する．点推定の結果は何度も繰り返し行えばその期待値は母平均値と一致するが，数回の測定では，常に誤差があり，その誤差がどの程度のものなのかはわからない．つまり，点推定では，誤りをおかす可能性が常に存在する．

そこで，点推定ではなく，ある確からしさで，母平均の存在する区間を示すという方法が考えられる．その方法を**区間推定**と呼び，得られる推定量が，区間推

8 母集団統計値の推定

信頼区間 定量である．またその区間を**信頼区間**と呼ぶことが多い．信頼区間は，95%信頼区間とか99%信頼区間を用いるのが普通である．95%信頼区間とは，標本から平均値を出した場合，母平均値がその区間にくるのは100回中95回以上の確率で確実であり，まちがえる危険性は5回未満ということである．そして，その上限および下限の値を信頼限界という．区間推定の確実性を表現する方法として，

信頼係数 $1-\alpha$（一般には$\alpha=0.05$，$\alpha=0.01$が多い）を**信頼係数**と呼び，$100\times(1-\alpha)\%$を信頼度と呼ぶ．さきほどの信頼区間で，95%信頼区間とは$\alpha=0.05$で，$100\times(1-0.05)=95$ということであり，99%信頼区間とは$\alpha=0.01$で，$100\times(1-0.01)=99$ということである．

平均値，分散，相関係数，頻度，比率などの母集団の値（母平均，母分散，母相関係数，母比率）が推定可能である．

それでは実際に，母平均値の点推定，区間推定はどのように行えばよいのであろうか．

◆LEVEL 1◆ 8・2・1 母平均の点推定

母平均は未知である場合が多いが標本平均によって推定することができる．

$$\text{標本平均}\,\bar{x} \rightarrow \mu\,(\text{母平均})$$

推定された標本平均$\bar{x}$はどのような性質をもっている必要があるだろうか．望ましい推定量は次の3つの性質をもっている．

不偏性 1) **不偏性**

$\bar{x}$はμの不偏推定値である．不偏推定値とは不偏推定量（推定量の期待値が母数と一致する）によって推定された値である．つまり，$\bar{x}$の分布を考えると，その期待値の平均はμに一致するということ，偏りがないということである．

一致性 2) **一致性**

標本数を大きくしていくと推定量がパラメータ（母数）に近づくことを一致性という．大数の法則(6章，6・1確率)から明らかである．

有効性 3) **有効性**

ある母数に対して2つ以上の推定量がある場合，分散の小さい推定量の方を有効推定量という．中央値に比べ平均値の方がその分布の分散は小さく，有効推定量である．

◆LEVEL 2◆ 8・2・2 母平均の区間推定

母分散既知 a. 母分散が既知の場合

標本平均$\bar{x}$の分布は正規分布に従うので，$\bar{x}$を平均値0，分散1^2で標準化した統計量，

$$z = \frac{標本平均 - 母平均}{\frac{標準偏差}{\sqrt{標本数}}} \tag{8・2・1}$$

も(標準)正規分布に従う.したがって信頼区間は $100(1-\alpha)$ %となり,$z_{\frac{\alpha}{2}}$ は標準正規分布における $\frac{\alpha}{2}$ に対応する z の値とすると,

$$P\left(標本平均 - z_{\frac{\alpha}{2}}\frac{標準偏差}{\sqrt{標本数}} < 母平均 \right.$$
$$\left. < 標本平均 + z_{\frac{\alpha}{2}}\frac{標準偏差}{\sqrt{標本数}}\right) = 1 - \alpha \tag{8・2・2}$$

となる.

μ の信頼区間は

$$\left(標本平均 - z_{\frac{\alpha}{2}}\frac{標準偏差}{\sqrt{標本数}},\ 標本平均 + z_{\frac{\alpha}{2}}\frac{標準偏差}{\sqrt{標本数}}\right) \tag{8・2・3}$$

とあらわすことができる.区間の両端の点の

$$標本平均 - z_{\frac{\alpha}{2}}\frac{標準偏差}{\sqrt{標本数}} \ と\ 標本平均 + z_{\frac{\alpha}{2}}\frac{標準偏差}{\sqrt{標本数}}$$

は μ に対する信頼限界である.

信頼係数 $1-\alpha$ は 0.95(95%),0.99(99%)を用いることが多い.
　　　　95%の信頼度では　　$z = 1.96$
　　　　99%の信頼度では　　$z = 2.58$
となる(図8・2,8・3).

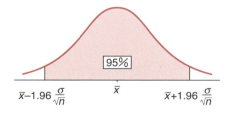

図8・2　信頼度95%の母平均 μ の信頼区間

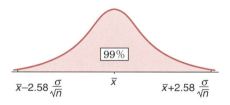

図8・3　信頼度99%の母平均 μ の信頼区間

例題 8・1

ある母集団の収縮期血圧の標準偏差は 20 mmHg であるとされ,その中の 30 人について収縮期血圧を測定したところ平均が 135 mmHg となった.
1) この母集団の収縮期血圧を信頼度 95%で推定しなさい.
2) この母集団の収縮期血圧を信頼度 99%で推定しなさい.

1) 95％の信頼度であるので　$1-\alpha=0.95$　ゆえに　$\alpha=0.05$

これに対応する z は，$z=1.96$ である．

式(8・2・3)より信頼区間は

$$\left(135-1.96\frac{20}{\sqrt{30}},\ 135+1.96\frac{20}{\sqrt{30}}\right)$$

すなわち，(127.8, 142.2)となる．

つまり，$127.8<\mu<142.2$ mmHg である．

2) 99％の信頼度であるので　$1-\alpha=0.99$　ゆえに　$\alpha=0.01$

これに対応する z は，$z=2.58$ である．

式(8・2・3)より信頼区間は

$$\left(135-2.58\frac{20}{\sqrt{30}},\ 135+2.58\frac{20}{\sqrt{30}}\right)$$

すなわち，(125.6, 144.4)となる．

つまり，$125.6<\mu<144.4$ mmHg である．

母分散未知

b. 母分散が未知の場合

母分散が未知の場合には(母)標準偏差 σ も未知であるので，そのかわりに標本の標準偏差 s を使い，同様の計算式を考える．

式(8・2・1)において標準偏差を標本の標準偏差でおきかえると

$$t=\frac{標本平均-母平均}{\frac{標本の標準偏差}{\sqrt{標本数}}} \tag{8・2・1′}$$

となり，これは t 分布に従い，母平均の区間推定量は母分散が既知の場合と同様の計算式で求めることができる．

すなわち，

$$P\left(標本平均-t_{\frac{\alpha}{2}}\frac{標本の標準偏差}{\sqrt{標本数}}<母平均\right.$$
$$\left.<標本平均+t_{\frac{\alpha}{2}}\frac{標本の標準偏差}{\sqrt{標本数}}\right)=1-\alpha \tag{8・2・2′}$$

したがって，信頼係数 $1-\alpha$ における μ の信頼区間は
$t_{\frac{\alpha}{2}}$ を t 分布表における自由度 $df=n-1$ の $\frac{\alpha}{2}$ に対応する t の値とすると，

$$\left(標本平均-t_{\frac{\alpha}{2}}\frac{標本の標準偏差}{\sqrt{標本数}},\ 標本平均+t_{\frac{\alpha}{2}}\frac{標本の標準偏差}{\sqrt{標本数}}\right) \tag{8・2・3′}$$

と求められる．

例題 8・2 ある母集団からの標本 20 人について拡張期血圧を測定したところ平均が 77 mmHg, 標準偏差は 11 mmHg であった.
1) この母集団の拡張期血圧を信頼度 95% で推定しなさい.
2) この母集団の拡張期血圧を信頼度 99% で推定しなさい.

解答

1) 95% の信頼度であるので $1-\alpha = 0.95$ ゆえに $\alpha = 0.05$
自由度は $20 - 1 = 19$ であるので t 分布表より $t_{\frac{\alpha}{2}} = 2.09$ である.
式(8・2・3′)より信頼区間は

$$\left(77 - 2.09 \frac{11}{\sqrt{20}},\ 77 + 2.09 \frac{11}{\sqrt{20}}\right)$$

すなわち,(71.9, 82.1)となる.
つまり,$71.9 < \mu < 82.1$ (mmHg) である.

2) 99% の信頼度であるので $1-\alpha = 0.99$ ゆえに $\alpha = 0.01$
これに対応する $t_{\frac{\alpha}{2}}$ は $t_{\frac{\alpha}{2}} = 2.86$ である.
式(8・2・3′)より信頼区間は

$$\left(77 - 2.86 \frac{11}{\sqrt{20}},\ 77 + 2.86 \frac{11}{\sqrt{20}}\right)$$

すなわち,(70.0, 84.0)となる.
つまり,$70.0 < \mu < 84.0$ (mmHg) である.

8・3 母比率の推定

母比率(母集団比率)の推定には正規分布で近似する場合と F 分布による場合があるが,前者は標本数の多い場合,後者は標本数の少ない場合に対応している.

8・3・1 正規分布による近似

p は母比率,n を標本数としたとき,$n > 25$, $np \geq 5$, $n(1-p) \geq 5$ ならば比率 p の分布は

$$標準偏差 = \sqrt{\frac{母比率(1-母比率)}{標本数}} \tag{8・3・1}$$

標本比率 とする正規分布に近似可能であり,p が不明のときは標本比率 $\bar{p}$ で代用する.

$$\text{標本の標準偏差} = \sqrt{\frac{\text{標本比率}(1-\text{標本比率})}{\text{標本数}}} \qquad (8\cdot3\cdot2)$$

となり信頼区間は $100(1-\alpha)$％とし，$z_{\frac{\alpha}{2}}$ は標準正規分布における $\frac{\alpha}{2}$ に対応する z の値とすると，

$$\text{標本比率} - z_{\frac{\alpha}{2}}\sqrt{\frac{\text{標本比率}(1-\text{標本比率})}{\text{標本数}}} \leqq \text{母比率}$$

$$\leqq \text{標本比率} + z_{\frac{\alpha}{2}}\sqrt{\frac{\text{標本比率}(1-\text{標本比率})}{\text{標本数}}} \qquad (8\cdot3\cdot3)$$

となる．

ある病院には 1,000 人の看護師が勤務している．80 人の任意の看護師について HB 抗体の検査をしたところ，20 人が陽性であった．病院全体では何人の HB 抗体陽性の看護師がいるだろうか．95％信頼区間および 99％信頼区間で求めなさい．

母比率 p がわからないから，標本比率

$$\bar{p} = \frac{20}{80} = 0.25$$

で代用すると，正規分布による近似の条件をみたしているので，式(8・3・2)より，

$$\text{標本の標準偏差} = \sqrt{\frac{0.25(1-0.25)}{80}} = \sqrt{\frac{0.1875}{80}}$$
$$= 0.048$$

95％信頼区間は $z_{\frac{\alpha}{2}} = 1.96$ であるので
$$0.25 \pm 1.96 \times 0.048 = 0.25 \pm 0.095$$
すなわち，比率は 0.155〜0.345．
1,000 人の看護師が勤務しているから，その人数は 155 人〜345 人である．
99％信頼区間は
$$0.25 \pm 2.58 \times 0.048 = 0.25 \pm 0.124$$
すなわち，比率は 0.126〜0.374．
1,000 人の看護師が勤務しているから，その人数は 126 人〜374 人である．

8·3·2 F分布から算出する方法

◆LEVEL 3

p は母比率, n を標本数, 標本比率を $\dfrac{x}{n}$ としたとき, 信頼区間は $100(1-\alpha)\%$ とし, その上限の第1自由度 $2(x+1)$, 第2自由度 $2(n-x)$ に対応する F 分布表の値を F_U, その下限の第1自由度 $2(n-x+1)$, 第2自由度 $2\times x$ に対応する F 分布表の値を F_L とすると, その信頼区間は

$$\frac{\text{下限の第2自由度}}{\text{下限の第2自由度}+(\text{下限の第1自由度}\times F_L)}\leq 母比率$$

$$\leq \frac{\text{上限の第1自由度に対応する}F_U}{\text{上限の第2自由度}+(\text{上限の第1自由度}\times F_U)} \tag{8·3·4}$$

となる.

例題 8·4

ある病院には 1,000 人の看護師が勤務している. 18 人の任意の看護師について HB 抗体の検査をしたところ, 4 人が陽性であった. 病院全体では何人の HB 抗体陽性の看護師がいるだろうか. 95% 信頼区間で求めなさい.

解答

標本数が少ないので正規分布による近似はできず, F 分布表から数値を求め計算する.

95%信頼区間については

上限の第1自由度は $2(4+1)=10$
第2自由度は $2(18-4)=28$

信頼係数は 0.05 なので $\dfrac{0.05}{2}=0.025$ に対応する F_U の値は F 表から 2.55 である.

下限の第1自由度は $2(18-4+1)=30$
第2自由度は $2\times 4=8$

信頼係数は 0.05 なので $\dfrac{0.05}{2}=0.025$ に対応する F_L の値は F 表から 3.89 である.

式 (8·3·4) から母比率は

$$\frac{8}{8+(30\times 3.89)} \leq 母比率 \leq \frac{10\times 2.55}{28+(10\times 2.55)}$$

$$0.0641539 \leq 母比率 \leq 0.4766355$$

となる.

つまり, 比率は 0.0641539〜0.4766355

1,000 人の看護師が勤務しているから, その人数は 64 人〜477 人である.

8・4 母相関係数の推定

◆ LEVEL 2 ◆ ### 8・4・1 母相関係数の有意性の検定（$\rho=0$ の検定）

母相関係数の推定をする前に，母集団においては相関係数 ρ が 0 かどうかをチェックしておく．つまり，標本抽出誤差によって，標本集団では，0 でないある値の相関係数が得られたかどうかを検定しておく．

$$t = \frac{\text{相関係数} \times \sqrt{\text{標本数}-2}}{\sqrt{1-(\text{相関係数})^2}} \tag{8・4・1}$$

t 値 の式から t 値を計算する．t 分布表（付表5）の自由度が（標本数 -2）のところをみて，式（8・4・1）で得られた t 値（絶対値）が，t 分布表の値以下であれば相関係数は

有 意 有意でない，すなわち $\rho=0$ と判断する．逆に t 分布表の値より大きければ相関係数は有意，すなわち $\rho \neq 0$ と判断し，次の推定を行うことを考える．

◆ LEVEL 3 ◆ ### 8・4・2 母相関係数の推定（$\rho \neq 0$ の場合）

$\rho \neq 0$ のときは母相関係数 r の分布は正規分布をしない．それで，正規分布に

z 変換 近似させるために r を z に変換する．これを，フィッシャーの z 変換という．

$$z_r = \frac{1}{2} \ln \frac{1+\text{相関係数}}{1-\text{相関係数}} = \frac{2.303}{2} \log \frac{1+\text{相関係数}}{1-\text{相関係数}} \tag{8・4・2}$$

標準誤差 z_r の標準誤差 s_z は，z_r の分布の平均の標準偏差を示しており，

$$\text{標準誤差} = \frac{1}{\sqrt{\text{標本数}-3}} \tag{8・4・3}$$

の正規分布となるので，z_ρ および母相関係数 ρ は次の式で推定できる．

$$z_\rho = \left(z_r - \frac{1}{\sqrt{\text{標本数}-3}} z\right) \quad \text{および} \quad z_\rho = \left(z_r - \frac{1}{\sqrt{\text{標本数}-3}} (-z)\right) \tag{8・4・4}$$

であるので，次式に（8・4・4）で求めた 2 つの z_ρ を代入する．

$$\text{母相関係数} = \frac{2.718^{2z_\rho}-1}{2.718^{2z_\rho}+1} \tag{8・4・5}$$

これにより，母相関係数の上限，下限の信頼限界が求められる．

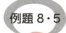

20人について血清コレステロール値(mg/dl)と収縮期血圧(mmHg)を測定した，相関係数 r は 0.46 であった．
1) 母相関係数の有意性を検定しなさい．
2) 母相関係数が有意($\rho \neq 0$)の場合，その 95% 信頼区間を求めなさい．

1) 式(8·4·1)より，

$$t = \frac{0.46\sqrt{20-2}}{\sqrt{1-(0.46)^2}} = 2.197965$$

t 分布表の，自由度 $= N - 2 = 20 - 2 = 18$ のところをみると，有意水準 5%($\frac{\alpha}{2} = 0.025$) ならば $t_{.975} = \pm 2.101$．実際に得られた t は 2.197965 であるから，相関係数は有意である．つまり，$\rho \neq 0$ である．

2) $r = +0.46$ を z_r に変換するために，z 変換を行う(8·4·2 項参照)．
$z_r = 0.497$，有意水準 $\alpha = 5\%$ のときの正規分布の面積は

$$0.5 - \frac{\alpha}{2} = 0.5 - 0.025 = 0.475$$

面積 0.95 に相当する z は標準正規分布表(付表 3)より $z = \pm 1.96$

$$標準誤差 = \frac{1}{\sqrt{標本数 - 3}} = \frac{1}{\sqrt{20-3}} = \frac{1}{\sqrt{17}} = \frac{1}{4.123} = 0.2425$$

95% 信頼限界は，$z = 1.96, -1.96$ とすれば，
$z_{1.96} = 0.497 + 1.96 \times 0.2425 = 0.9723$
$z_{-1.96} = 0.497 - 1.960 \times 0.2425 = 0.0217$

式(8·4·5)を利用すれば，

$$相関係数_{1.96} = \frac{2.718^{2 \times 0.9723} - 1}{2.718^{2 \times 0.9723} + 1} = \frac{5.9908}{7.9908} = 0.7497$$

$$相関係数_{-1.96} = \frac{2.718^{2 \times 0.0217} - 1}{2.718^{2 \times 0.0217} + 1} = \frac{0.04436}{2.04436} = 0.0217$$

母相関係数 ρ の 95% 信頼区間は $+0.0217 \sim +0.7497$ である．

8·5 標本設計，標本数(サンプル数)

ある調査，実験を行う場合，最適な標本数(サンプル数)を決定していく手法，実務が標本設計である．サンプル数(標本数)を決定する場合にそれがどのような調査か，検査(実験)かを考慮する必要がある．

一般には優越性試験といわれるもので，検査(調査)群がほかの群(母集団)に

勝っているかを検討する場合である．参照検査(調査)対照優越性試験では，両側 $1-\alpha$ 信頼区間を用いるべきである．信頼区間全体が同等限界内を越えて大きい場合，優越であると推論する．しかし，種々の調査実験などの場合，優越性試験以外にも，調査結果，検査結果と参照調査(対照検査)とが比較される．それは，同等性試験と非劣性試験である．同等性試験とは被験方法(調査)と参照方法(対照方法，検査)が同等であるかどうかを判定し，非劣性試験では参照方法(対照実験)に比べ同等以上(非劣性)かを判定する．

参照検査(調査)対照同等性試験では，両側 $1-2\alpha$ 信頼区間を用いるべきである．信頼区間全体が同等限界内におさまる場合，同等であると推論する．一方参照検査(調査)対照非劣性試験では下側限界だけが必要である．非劣性試験では，片側 $1-\alpha$ 信頼区間を用いるべきである．

ここでは，使用頻度の高い，優越性試験と非劣性試験の標本数について解説する．その使用法の詳細，注意点について専門書を参照していただきたい．

8・5・1　母比率の検定に必要な標本数

検出力 $(1-\beta)$，第1種の過誤 α，母比率が推定される場合，その検定に必要な標本数を考えよう．

ある母集団から標本数 n の標本を取り出し，その標本比率，母比率の差を検定する場合，α，β の値により標本数 n は次のように考えることができる．

片側検定(非劣性試験など)の場合

$$n \geq \frac{\{z_\alpha\sqrt{母比率\times(1-母比率)}-z_{1-\beta}\sqrt{標本比率\times(1-標本比率)}\}^2}{(母比率-標本比率)^2}$$

(8・5・1)

両側検定(優越性試験)の場合

$$n \geq \frac{\{z_{\frac{\alpha}{2}}\sqrt{母比率\times(1-母比率)}-z_{1-\beta}\sqrt{標本比率\times(1-標本比率)}\}^2}{(母比率-標本比率)^2}$$

(8・5・2)

を解けばよいことになる．

和が小さい場合は連続修正する必要があるがここでは省略する．

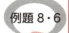例題 8・6　新褥瘡予防法の開発を行い，その有効度は 0.7（70%）と期待され，以前の方法の有効度は長年の経験から 0.5（50%）であったとする．新予防法は旧来からの予防法に比べ有効性が同等以上（非劣性）かどうか判定するのに必要な標本数（患者数）はどの程度か検討せよ．新予防法は，副作用，弊害などはないと判断される．なお，検出力 $1-\beta=0.8$，第 1 種の過誤 $\alpha=0.05$ として検討しなさい．

　新予防法の副作用，弊害はないと判断されるため，有効度のみについて考えればよいので片側検定を行う．
　式 (8・5・1) に $z_{0.05}=1.64$, $z_{0.8}=-0.84$, 母比率 $=0.5$, 標本比率 $=0.7$ を代入する．

$$n \geq \frac{\{1.64\sqrt{0.5\times 0.5}-(-0.84\sqrt{0.7\times 0.3})\}^2}{(0.5-0.7)^2}=\frac{(0.82+0.3849)^2}{0.04}=36.295$$
$$\geq 36.297$$

である．
　よって，この非劣性試験に必要な最低標本数は 37 である．

8・5・2　母平均の検定に必要な標本数

　次に，検出力 $(1-\beta)$，第 1 種の過誤 α，母平均が推定される場合，その検定に必要な標本数を考えよう．
　ある母集団から標本数 n の標本を取り出し，その標本平均と，母平和の差を検定する場合，α, β の値により標本数 n は次のように考えることができる．
　標準偏差の推定値を考えると，
　　片側検定（非劣性試験など）の場合

$$n > \frac{(\text{標準偏差の推定値})^2 \times (z_\alpha - z_{1-\beta})^2}{(\text{母平均}-\text{標本平均})^2} \tag{8・5・3}$$

　　両側検定（優越性試験）の場合

$$n > \frac{(\text{標準偏差の推定値})^2 \times (z_{\frac{\alpha}{2}} - z_{1-\beta})^2}{(\text{母平均}-\text{標本平均})^2} \tag{8・5・4}$$

を解けばよいことになる．
　また，標本数が少ない場合は z（標準正規分布表，付表 3）ではなく t（t 分布表，付表 5）を用いて式 (8・5・3)，式 (8・5・4) を計算し，それを利用して標本数を求める．

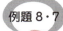
ある運動の降圧効果を検討をした．新方法は血圧を 6 mmHg 下げると期待され，その母集団の標準偏差は 13 mmHg であった．新方法の副作用の有無は現時点では判断できないものとする．新方法の降圧効果を判定するのに必要な標本数（患者数）はどの程度か検討しなさい．なお，検出力 $1-\beta = 0.8$，第 1 種の過誤 $\alpha = 0.05$ として検討しなさい．

新方法の副作用の有無は判断できないため，有効度（降圧効果）と副作用の両方を考慮しなくてはならないので，両側検定（優越性試験）を行う．

両側検定であるので，$z_{\frac{\alpha}{2}} = 1.96$，$z_{1-0.2} = z_{0.8} = -0.84$ を利用し，式(8·5·3) より

$$n > \frac{13^2 \times (1.96 + 0.84)^2}{6^2} = \frac{169 \times 7.84}{36} = 36.804$$

である．

よって，この優越性試験に必要な最低標本数は 37 である．

8·5·3 2 つの標本比率の検定に必要な標本数

次に，検出力 $(1-\beta)$，第 1 種の過誤 α，標本比率が 2 つ推定される場合，その検定に必要な標本数を考えよう．

〔標本数が等しい場合 $(n_1 = n_2)$〕

2 つの母集団から標本数 $n(=n_1=n_2)$ の標本を取り出し，それぞれの標本比率を 1, 2 とするとき，この比率の差を検定する場合，α, β の値により標本数 n は次のように考えることができる．

$$平均比率 = \frac{標本比率1 + 標本比率2}{2} とすると$$

片側検定（非劣性試験など）の場合

$$n > \left\{ \frac{z_\alpha \sqrt{2 \times 平均比率 \times (1-平均比率)} - z_{1-\beta}\sqrt{標本比率1 \times (1-標本比率1) + 標本比率2(1-標本比率2)}}{標本比率1 - 標本比率2} \right\}^2$$

(8·5·5)

両側検定（優越性試験）の場合

$$n > \left\{ \frac{z_{\frac{\alpha}{2}} \sqrt{2 \times 平均比率 \times (1-平均比率)} - z_{1-\beta}\sqrt{標本比率1 \times (1-標本比率1) + 標本比率2(1-標本比率2)}}{標本比率1 - 標本比率2} \right\}^2$$

(8·5·6)

を解けばよいことになる.

n が小さい場合,連続修正の必要があるが,複雑になるので,ここでは省略する.

> 新褥瘡予防法の開発を行い,効果を検討している.
> 新予防法は褥瘡発生率を 0.3(30%)以上低く抑えれば有効と判断したい.
> ある疾病にかかると,患者は 0.5(50%)の率で褥瘡発生が予想される.
> 新予防法の副作用は未検討である.新予防法の有効性を判定するのに必要な標本数(患者数)はどの程度か検討しなさい.なお,検出力 $1-\beta=0.8$,第 1 種の過誤 $\alpha=0.05$ として検討しなさい.

解答　新予防法の副作用はまだ判断されていないので,有効度について考える際には両側検定(優越性試験)を行う.

式(8·5·6)に,標本比率 1 = 0.5,標本比率 2 = 0.5 − 0.3 = 0.2,平均比率 = $\frac{0.5+0.2}{2}$ = 0.35,$z_{\frac{\alpha}{2}}=1.96$,$z_{1-\beta}=-0.84$ を代入する.すると

$$n > \left\{ \frac{1.96\sqrt{2\times 0.35(1-0.35)} + 0.84\sqrt{0.5(1-0.5)+0.2(1-0.2)}}{0.5-0.2} \right\}^2$$

$$= \left(\frac{1.96\sqrt{0.455} + 0.84\sqrt{0.41}}{0.3} \right)^2 = 6.1988^2 = 38.438$$

である.よって,この優越性試験に必要な最低標本数は各群 39 である.

8·5·4　2 つの標本平均の検定に必要な標本数

次に,検出力 $(1-\beta)$,第 1 種の過誤 α,標本平均が 2 つ推定される場合(標本平均 1,標本平均 2),その検定に必要な標本数を考えよう.

〔標本数が等しい場合 $(n_1 = n_2)$〕

2 つの母集団から標本数 $n(=n_1=n_2)$ の標本を取り出し,その標本平均が標本平均 1,標本平均 2,であるとき,この標本平均の差(標本平均 1 − 標本平均 2)を検定する場合,α,β の値により標本数 n は次のように考えることができる.

標本平均の差を標準化した値 = $\dfrac{標本平均1-標本平均2}{標準偏差}$ とすると

片側検定(非劣性試験など)の場合

$$n > 2 \times \left(\frac{z_\alpha - z_{1-\beta}}{標本平均の差を標準化した値} \right)^2 \qquad (8·5·7)$$

両側検定(優越性試験)の場合

$$n > 2 \times \left(\frac{z_{\frac{\alpha}{2}} - z_{1-\beta}}{\text{標本平均の差を標準化した値}} \right)^2 \tag{8・5・8}$$

を解けばよいことになる．

ここでも 8・5・2 項同様，標本数が少ない場合は z を t におきかえて計算する．

高血圧患者に対するある運動＋食事の降圧効果を検討した．6ヵ月の運動で新方法は血圧を 25 mmHg 低下させれば効果ありと判断したい．このときの標準偏差は 40 mmHg であった．新方法の副作用の有無は現時点では判断できないものとする．新方法の降圧効果を判定するのに必要な標本数（患者数）はどの程度か検討しなさい．なお，検出力 $1-\beta=0.95$，第 1 種の過誤 $\alpha=0.01$ として検討しなさい．

新方法の副作用はまだ判断されていないので，有効性について考える際には両側検定（優越性試験）を行う．

式(8・5・8)に $z_{\frac{0.01}{2}} = 2.58$，$z_{1-0.05} = -1.64$，標本平均の差を標準化した値 $= \frac{25}{40}$ を代入すると，

$$n > 2 \left(\frac{2.58 + 1.64}{\frac{25}{40}} \right)^2 = 2 \left(\frac{4.22 \times 40}{25} \right)^2 = 91.179$$

である．よって，この優越性試験に必要な最低標本数は各群 92 である．

8・5・5　標本数 n が等しくない場合（$n_1 \neq n_2$）

何らかの事情により一方の標本がある数しか集まらない場合（n_1 とする，$n_1 \neq n_2$），もう一方の標本数（n_2）は次のように算出できる．

2つの母集団から標本数 n が等しいとしたときに，
片側検定の場合は　式(8・5・5)，式(8・5・7)から，
両側検定の場合は　式(8・5・6)，式(8・5・8)から求められる標本数を n とすると，

$$n_2 = \frac{n n_1}{2 n_1 - n} \tag{8・5・9}$$

+8·1 ある母集団の収縮期血圧の標準偏差は 30 mmHg であるとされている．その中の 30 人について収縮期血圧を測定したところ平均が 145 mmHg となった．
   1) この母集団の収縮期血圧を信頼度 95％で推定しなさい．
   2) この母集団の収縮期血圧を信頼度 99％で推定しなさい．

+8·2 ある母集団からの標本 25 人について拡張期血圧を測定したところ平均が 79 mmHg，標準偏差は 11 mmHg であった．
   1) この母集団の拡張期血圧を信頼度 95％で推定しなさい．
   2) この母集団の拡張期血圧を信頼度 99％で推定しなさい．

+8·3 ある病院には 1,000 人の看護師が勤務している．100 人の任意の看護師について HB 抗体の検査をしたところ，30 人が陽性であった．病院全体では何人の HB 抗体陽性の看護師がいるだろうか．95％信頼区間および 99％信頼区間を求めなさい．

+8·4 30 人について血清コレステロール値(mg/dl)と収縮期血圧(mmHg)を測定したところ，相関係数 r は 0.40 であった．
   1) 母相関係数の有意性を検定しなさい．
   2) 母相関係数が有意($\rho \neq 0$)の場合，その 95％信頼区間を求めなさい．

9 仮説検定 (1)

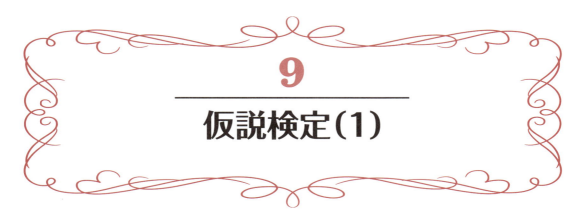

KEY WORDS

仮説検定　帰無仮説　対立仮説　有意水準(危険率)
検定統計量　有意点　棄却　採択　両側検定　片側検定
第1種の過誤　第2種の過誤　母平均の検定　母比率の検定
標本相関係数と母相関係数の比較

　ここでは，仮説検定の基本的考え方を学ぶ．仮説検定は統計学（推測統計学）の中で，もっとも重要な分野であるので，時間をかけゆっくり学んで行こう．続いて，母平均，母比率など母集団と標本の比較について考えよう．

◆LEVEL 2◆　9.1　仮説検定

　仮説検定と区間推定は，母集団から標本を抽出し，その標本の統計量を対象に操作を行うことは同じである（図9·1）．区間推定では母数の存在する区間を，確率的に求めたのに対し，仮説検定は，ある仮説を設定し，その仮説下で統計量の得られる確率を求め，その確率がある基準より大きいか小さいかで，仮説の正当性を評価する方法である．
　すなわち，母平均と標本平均の差，または標本平均同士の差を検討する場合，

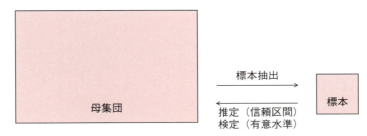

図9·1　標本抽出と推定・検定

標本平均は抽出するたびに異なるのが普通である．よって，誤った判断を下す可能性が，どの程度あるのか，いつも考慮しなければならない．

具体的には，次のような方法をとる．

われわれが検討したいのは母集団の統計量が一致しているかどうかということである．いま，2つの母集団から抽出された標本1，標本2があるとする．その母平均が同一かどうか，つまり，標本1，標本2の母集団が一致しているかどうかということである．まず，標本1，標本2の母集団には真の差がないという仮説(**帰無仮説**)を立て，同じ母集団から抽出された標本1，標本2から得られる検定に必要な統計量を用いて，この仮説のもとで標本1，標本2の差の起こる確率を求める．この確率がある値より小さいとき(通常 $p<0.05$，または $p<0.01$)には，非常にまれなことが起きたのであるから，それは最初に立てた仮説(帰無仮説)がまちがっていると判断し，その仮説を捨て(棄却し)，反対の仮説(**対立仮説**)を採択する．この基準となる確率を有意水準または危険率という．

仮説検定の手順は
1. 帰無仮説，対立仮説の設定
2. 有意水準(危険率)設定と検定法の選択
3. 検定統計量の計算と有意点の算出
4. 帰無仮説の棄却・採択の判定(得られた検定統計量と有意点の値を比較)

である．

帰無仮説とは「無に帰する仮説」ということで2つの母集団には差がない，とする仮説であり，H_0 であらわされる．

2つの母集団の統計量をそれぞれ μ_1, μ_2 とすると，帰無仮説は

$$H_0 : \mu_1 = \mu_2$$

である．

一方，対立仮説は帰無仮説に対立する仮説であり H_1 または H_a であらわされる．

対立仮説には2通りの場合が考えられる．

(i) $H_1 : \mu_1 \neq \mu_2$

母平均は等しくないという仮説．検定は**両側検定**を行う．両側検定とは対立仮説を $\mu_1 > \mu_2$ または $\mu_1 < \mu_2$ のいずれか一方が成り立てばよいと考えている場合である．

(ii) $H_1 : \mu_1 > \mu_2$ (または $\mu_1 < \mu_2$)

母平均 μ_1 が μ_2 より大きい(または μ_1 が μ_2 より小さい)という仮説．検定は**片側検定**を行う．

一般には，対立仮説は(i)の仮説が用いられ，両側検定が行われる．対立仮説(ii)の仮説が用いられ，片側検定が行われるのは，特別な事情がある場合に限られる．特別な事情とは，事前情報(たとえば，新薬開発などの場合のように，新薬

は旧薬より有効であるという仮定をおくことが妥当な場合)がある場合のことである．

有意水準 　有意水準(危険率)は正しい帰無仮説を捨て，まちがった対立仮説を採択する確率のことで α であらわす．一般に 5%($\alpha=0.05$) と 1%($\alpha=0.01$) がよく用いられる．

検定法は χ^2 検定，t 検定，F 検定などがある．仮説検定の目的によって使い分け，必要な検定統計量を算出する．

有意点の値(限界値)は分布表(巻末の付表)から得られる有意水準 α に対応する値のことである．標本から得られた統計量(検定統計量)の値と有意点の値とを比較して帰無仮説が棄却されるかどうかを判定する．つまり，検定統計量の値が棄却域にあれば帰無仮説は棄却され，採択域にあれば帰無仮説が採択される．

検定統計量 　一般には，検定統計量の絶対値が，有意水準 $\frac{\alpha}{2}$(2.5%，または 0.5%)に対応する有意点の値よりも大きい場合，有意水準 α(5%，または 1%)で帰無仮説は棄却され，有意水準 α(5%，または 1%)で有意であるという(両側検定)．この場合，実際の確率は α(5%，または 1%)よりも小さいので $p<\alpha$($p<0.05$，または $p<0.01$)と表現することもできる．棄却域と採択域の関係を図示すると，**図 9·2** のようになる．

棄却・採択 　仮説検定における判断には，次の 4 つが考えられる．
1) 正しい仮説を捨てる(棄却する)
2) まちがった仮説を採択する
3) 正しい仮説を採択する
4) まちがった仮説を捨てる(棄却する)

の 4 通りである．

このうち，1)と 2)の 2 種類の誤り(過誤)をおかす可能性がある．

第 1 種の過誤 　1)の誤りを**第 1 種の過誤**といい，この誤りをおかす確率を α であらわす．α は先に示した有意水準または危険率のことである．

第 2 種の過誤 　2)の誤りを**第 2 種の過誤**といい，この誤りをおかす確率を β であらわす．$1-\beta$ のことを検出力(パワー)といい，「誤った帰無仮説を(正しく)棄却する」確

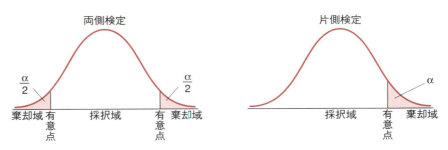

図 9·2　両側検定，片側検定の採択域と棄却域

率をあらわし，検定法の比較に有用である．

　2種類の過誤の確率をともにできる限り小さくすることが望ましいが，一方を小さくすれば他方が大きくなる．仮説検定では第1種の過誤を重視してαを一定以下(通常 0.05(5%)，または 0.01(1%))におさえ，βを小さくする判定を考える．要するにどちらも小さい方がよいが，$\beta = 2\alpha$程度とするのが一般的である．

限界水準　　ここでは，有意水準(危険率)という考え方を使って仮説検定をする方法を学んだが，もう一方の考え方として**限界水準**(限界確率)という考え方がある．限界水準とはある検定統計量が得られる確率を計算したものである．有意水準で$p < 0.05$と示された場合，pは 0.03 より大きいか小さいか，どのくらいの値なのかはっきりしない．ところが，限界水準では，たとえば$p = 0.0273$のように具体的に数値が示される．この方が，単に$p < 0.05$と示されるより，よりはっきりと状況がわかるので，読者にとっては親切であるが，数表を用いることができないので，実際の値を計算しなければならない．この計算は近似値を用いる方法でも計算量が多いので以前は不可能とされていたが，最近はパソコンも含めたコンピュータの普及により計算が可能となっている．しかし，本テキストでは有意水準を$p < 0.05$または，$p < 0.01$と設定し，数表を用いるという従来どおりの方法で解説していく．

LEVEL 2　9・2 母分散が既知の場合の母平均に対する検定

母分散既知　　めったにないことだが，母分散σ^2が既知の場合は，標本平均と母平均との差の検定に関しては統計量

$$z_0 = \frac{\text{標本平均} - \text{母平均}}{\dfrac{\text{母集団の標準偏差}}{\sqrt{\text{標本数}}}} \tag{9・2・1}$$

が標準正規分布をすることを利用する．

　したがって，z_0について標準正規分布表(付表3)を用いて検定を行う．有意水準αの有意点の値$z_{\frac{\alpha}{2}}$より求めた統計量の絶対値が大きければ($|z_0| > z_{\frac{\alpha}{2}}$ならば)帰無仮説が棄却される．

例題 9・1　ある年齢における女性の血清コレステロールの平均値は 188 mg/dl，標準偏差は 25 mg/dl である．ある病院の同年齢の女性看護師の 30 人を任意に選び，血清コレステロール値を測定した．平均値は 196 mg/dl，標準偏差は 25 mg/dl であった．
1) ある病院の同年齢の女性看護師の平均値は一般女性の平均値と差があるといえるか．
2) ある病院の同年齢の女性看護師の平均値は一般女性のそれよりも大きいといえるか．有意水準 5% で検定しなさい．

解答　1) 帰無仮説は「対象集団（ある病院の女性看護師）の血清コレステロール値の平均値は一般女性のそれと変わらない」であるが，対立仮説は「対象集団（ある病院の女性看護師）の血清コレステロール値の平均値は一般女性のそれと異なる」ということであるので両側検定を行うことになる．（対立仮説は「対象集団（ある病院の女性看護師）の血清コレステロール値の平均値は一般女性のそれより大きい（または小さい）」ということであれば片側検定になる．）

有意水準は両側検定 5% であるので片側：2.5%（$\alpha = 0.025$）になる．
統計量は式 (9・2・1) より

$$z_0 = \frac{196 - 188}{\frac{25}{\sqrt{30}}} = \frac{8}{4.56} = 1.75$$

と z_0 が計算される．これと標準正規分布表（付表 3）から有意水準 2.5% の有意点の z の値を求め（上側 2.5%），比較する．

　　　　$z = 1.96$　ところで　$|z_0| < 1.96$

したがって帰無仮説は棄却されない．すなわち，有意水準 5% で対象集団の血清コレステロール値の平均値は一般女性のそれと差があるとはいえない（図 A）．

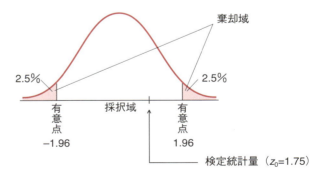

図 A　検定統計量と有意点（両側検定）

2) 帰無仮説は 1) と同じであるが，対立仮説は「対象集団（ある病院の女性看護師）の血清コレステロール値の平均値は一般女性のそれより大きい」ということであるの

で片側検定になる．
有意水準は片側検定であるので
$$\alpha = 0.05（片側：5\%）$$
統計量は式(9・2・1)から
$$z_0 = \frac{196 - 188}{\frac{25}{\sqrt{30}}} = \frac{8}{4.56} = 1.75$$
となる．
標準正規分布表から有意水準5%の有意点のzの値を求めると（上側5%）
$$z = 1.645 \quad よって \quad |z_0| > 1.645$$
したがって帰無仮説は棄却され，有意であるといえる．すなわち，有意水準5%で対象集団の血清コレステロール値の平均値は一般女性のそれよりも大きいと判断できる（図B）．

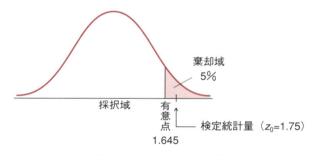

図B　検定統計量と有意点（片側検定）

この例の1)と2)の違いは対立仮説の設定の仕方である．
1) は，$H_1:(\mu > \mu_0$ または $\mu < \mu_0)$（両側検定）であり，
2) は，$H_1:(\mu > \mu_0)$　　　　　　（片側検定）である．

つまり，両側検定にするか片側検定にするかで結果が異なる場合もあるということである．

◆LEVEL 2◆

9・3 母分散が未知の場合の母平均に対する検定

母分散未知　　母分散σ^2が未知の場合には，母分散が既知の場合の式(9・2・1)で示される統計量においてσのかわりに不偏分散から求めた標本の標準偏差sを使い，

$$t_0 = \frac{\text{標本平均} - \text{母平均}}{\frac{\text{不偏標準偏差}}{\sqrt{\text{標本数}}}} \tag{9・3・1}$$

を算出する．

　この t_0 は，帰無仮説 $\mu=\mu_0$ のもとで自由度 $df=n-1$ の t 分布に従うので，そのことを利用し，母分散が未知の場合の母平均に対する検定が実行できる．すなわち t_0 について t 分布表（付表5）から自由度 $df=n-1$，有意水準 α の有意点の値が，求めた統計量の絶対値より小さい場合，帰無仮説が棄却される．

例題9・2 ある年齢における女性の血清コレステロールの平均値は 188 mg/dl である．ある病院の同年齢の女性看護師の 20 人を任意に選び，血清コレステロール値を測定した．平均値は 199 mg/dl，標準偏差は 25 mg/dl であった．この病院の同年齢の女性看護師の平均値は一般女性の平均値と差があるといえるか．有意水準は 5％ として検定しなさい．

解答　帰無仮説は

$$H_0: \mu = \mu_0$$

対象集団の血清コレステロール値の平均値は一般女性のそれと変わらない．
　対立仮説は

$$H_1: \mu > \mu_0 \text{ または } \mu < \mu_0 \text{（両側検定）}$$

対象集団の血清コレステロール値の平均値は一般女性のそれと異なる．
　有意水準は

$$\alpha = 0.025 \text{（両側：5％，つまり片側：2.5％）}$$

式（9・3・1）から，統計量を求めると

$$t_0 = \frac{199-188}{\frac{25}{\sqrt{20}}} = \frac{11}{5.59} = 1.97$$

　t 分布表（付表5）から自由度 19，有意水準 2.5％ の有意点の t の値を求めると（上側 2.5％）

$$t = 2.09 \quad \text{ところで} \quad |t_0| < 2.09$$

したがって帰無仮説は棄却されず有意であるとはいえない．すなわち，有意水準 5％ で対象集団の血清コレステロール値の平均値は一般女性のそれと差があるとはいえない．

　ここで注意しなければならないのは，同じ有意水準であっても，t 分布の有意点は，正規分布の有意点より大きくなるということであり，とくに自由度が小さい場合はかなり違ってくる．この例題の場合も，有意水準 5％（片側 2.5％）で，正規分布であれば $z_0 = 1.97$（$> z_{0.025} = 1.96$）は有意となるが，t 分布で $t_0 = 1.97$，自由度 19 では有意にならないのである．

9·4 母比率の検定

母比率に関する検定は，二項検定か，正規分布に近似した検定を用いる．

◆ LEVEL 2 ◆

9·4·1 二項検定

母比率が p_0 の事象が，n 回の試行中，r 回起きる確率は，

$$P_r = {}_nC_r p_0{}^r (1-p_0)^{n-r} \tag{9·4·1}$$

であり，r 回以上起きる確率は，

$$P_{r'} = P_r \text{から} P_n \text{までの和} = 1 - (P_0 \text{から} P_{r-1} \text{までの和}) \tag{9·4·2}$$

となる．この P と有意水準 α との関係で，

　　片側検定ならば，　　　$P < \alpha$：帰無仮説を棄却
　　　　　　　　　　　　　$P \geqq \alpha$：帰無仮説を採択

　　両側検定ならば，　　　$2P < \alpha$：帰無仮説を棄却
　　　　　　　　　　　　　$2P \geqq \alpha$：帰無仮説を採択

ということになる．

◆ LEVEL 3 ◆

9·4·2 正規分布に近似する方法

正規近似　　標本数 n，母比率 p_0 であるとき，
$np_0 > 5$，$(p_0 < 1-p_0)$，または $n > 25$ ならば，
母平均 μ_x：標本平均 $\bar{x} = np_0$，標準偏差 $\sigma_x = \sqrt{np_0(1-p_0)}$ であり，x を標本の値，推定値 $\hat{p}_0 = P = \dfrac{x}{n}$（標本比率）とすると

$$z_0 = \frac{|x - \text{平均}|}{\text{標準偏差}} = \frac{P - \text{母比率}}{\sqrt{\dfrac{\text{母比率}(1-\text{母比率})}{\text{標本数}}}} \tag{9·4·3}$$

である．しかし，常に連続補正をした方が，正しい値に近くなるので，

$$z_{0c} = \frac{|x - \text{標本数} \times \text{母比率}| - 0.5}{\sqrt{\text{標本数} \times \text{母比率}(1-\text{母比率})}} \tag{9·4·4}$$

となる．

経産婦が産んだ50人の子供のうち，男児は30人，女児は20人であった．これは，男女ほぼ半々に生まれるとみなせるか．有意水準 $\alpha=0.05$ とする．

帰無仮説は男女ほぼ半々に生まれるとみなせる．
対立仮説は男女ほぼ半々に生まれるとみなせない．
有意水準は
$$\alpha = 0.05 = 0.025 \times 2 (両側：5\%, つまり片側：2.5\%)$$
男児の生まれる割合を p，女児の生まれる割合を $1-p$ とすると，
$$p = 0.5, \quad 1-p = 0.5, \quad n = 50$$
式 (9・4・4) より

$$z_{0c} = \frac{|30 - 50 \times 0.5| - 0.5}{\sqrt{50 \times 0.5(1-0.5)}} = 1.273$$

となり，
有意水準
$$\alpha = 0.05 = 0.025 \times 2 (両側：5\%, つまり片側：2.5\%)$$
に対応する z の値は

$$z_{\frac{\alpha}{2} - 0.5} = z_{0.025 - 0.5} = z_{-0.475} = -1.96, \quad z_{0.5 - \frac{\alpha}{2}} = 1.96$$

よって
$$-1.96 < z_{0c} = 1.273 < 1.96$$

1.273 は棄却域にないから，仮説は捨てられない．したがって男児が30人（10人多い），女児が20人生まれても，男女半々に生まれるという仮説と有意の差は示さないのである．

◆LEVEL 3◆ 9・5 標本相関係数と母相関係数の比較

標本相関係数が，母相関係数に対して，有意であるかどうかを検定するには，式 (8・4・2)(74頁参照) により，標本相関係数 r，母相関係数 ρ を z 変換し，$z_r - z_\rho$ を算出し，式 (8・4・3)(74頁参照) から算出した s_{zr} との比が正規分布することを利用し，その有意性を判定する．

つまり，

$$z = \frac{標本相関係数の z 値 - 母相関係数の z 値}{標本相関係数の z 値の標準誤差} \tag{9・5・1}$$

が正規分布することを利用し，その有意性を判定する．

例題 9・4　ある母集団での相関係数（母相関係数）は，$\rho = +0.777$ とされている．母集団の中の標本 84 人についての相関係数（標本相関係数）は $r = +0.666$ であった．この標本相関係数は $\rho = +0.777$ という母相関係数と有意な差があるか．

　帰無仮説，対立仮説，有意水準については，今まで何度も記載してきて，その考え方にもなれたと思うので，以下これらの記載はなるべく略した形でいっていく（8 章 8・4 母相関係数の推定参照）．

式(8・4・2)より $\rho = +0.777$ を z に変換すると，
$$z_\rho = 1.037755$$

$r = +0.666$ を z に変換すると，
$$z_r = 0.803520$$

式(8・4・3)より z_r の標準誤差 s_{zr} は，

$$s_{zr} = \frac{1}{\sqrt{84-3}} = \frac{1}{9}$$

有意性は，式(9・5・1)より

$$z_0 = \frac{0.803520 - 1.037755}{\frac{1}{9}} = -2.108115$$

$1.96 < |z_0| < 2.58$ であるので，この標本相関係数は母相関係数に比べ，

　5% 有意水準では，差は有意であるが，

　1% 有意水準では，差は有意でない．

+9・1　ある年齢における女性の血清コレステロールの平均値は188 mg/dl，標準偏差は25 mg/dlである．ある病院の同年齢の女性看護師の40人を任意に選び，血清コレステロール値を測定した．平均値は194 mg/dl，標準偏差は25 mg/dlであった．
　　1)　ある病院の同年齢の女性看護師の平均値は一般女性の平均値と差があるか．
　　2)　ある病院の同年齢の女性看護師の平均値は一般女性のそれよりも大きいか．有意水準5%で検定しなさい．

+9・2　ある年齢における女性の血清コレステロールの平均値は188 mg/dlである．ある病院の同年齢の女性看護師の30人を任意に選び，血清コレステロール値を測定した．平均値は195 mg/dl，標準偏差は20 mg/dlであった．ある病院の同年齢の女性看護師の平均値は一般女性の平均値と差があるといえるか．有意水準5%で検定しなさい．

+9・3　経産婦が産んだ60人の子供のうち，男児は40人，女児は20人であった．これは，男女ほぼ半々に生まれるとみなせるか．

+9・4　ある母集団での相関係数(母相関係数)は，$\rho = +0.700$ とされている．母集団の中の標本52人についての相関係数(標本相関係数)は $r = +0.600$ であった．この標本相関係数は $\rho = +0.700$ という母相関係数と有意な差があるか．

10 仮説検定(2)

KEY WORDS

対応　平均値の差の検定　ウェルチの方法　比率の差の検定

　この章では，標本同士の比較から母集団に差があるかどうかを考えて行く．平均値，比率など正規分布からの延長として解答できるものが多い．

10·1 対応のない2組の平均値の差の検定

　2組のデータ(標本)で，対応のある場合とは，同じ対象(者)に対して，2種の条件下で測定を行い，その間で個人ごとの差を測定できる場合をいう．たとえば，運動の前後で血圧に変化があるかを比較する場合，個人が識別でき個人ごとに前後の差が測定できる場合が対応のある場合である．一方，対応のない場合とは，2組のデータで前・後で個人の識別が不可能な場合で，前・後の集団として扱うしかない場合をいう．一般に対応のある場合の方が統計手法も多く開発されており，差も鋭敏に検出される．

　対応のない2組の平均値の差の検定を考える場合，分散の値によって次の3つの場合を考えることができる．

(1) 母分散が既知の場合
(2) 母分散が未知だが等しい場合
(3) 母分散が未知で等しくない場合

この順に解説して行こう．

10·1·1 母分散が既知の場合，$\mu_1 = \mu_2$ の検定

母平均が μ_1, μ_2, 母分散が σ_1^2, σ_2^2 の2つの母集団があるとする．この2つの母集団から無作為抽出した標本の標本数を n_1, n_2, 標本平均を $\bar{x}_1$, $\bar{x}_2$ とする．

そこでは，標本平均の差は

第1組の標本平均 − 第2組の標本平均 = $\bar{x}_1 - \bar{x}_2$

標本平均の差の分散は

$$\frac{\text{第1組の母分散}}{\text{第1組の標本数}} + \frac{\text{第2組の母分散}}{\text{第2組の標本数}} = \frac{\sigma_1^2}{n_1} + \frac{\sigma_2^2}{n_2}$$

となる．

よって

$$z_0 = \frac{\text{標本平均の差}}{\sqrt{\text{標本平均の差の分散}}} \tag{10·1·1}$$

とおいて，標準正規分布表（付表3）を用いて検定を行う．有意水準 α の有意点の値と求めた統計量とを比較し，判定する．$|z_0| > z$ ならば帰無仮説は棄却され，$|z_0| \leq z$ ならば帰無仮説は採択される．

そして，式(10·1·1)の分母のことを標本平均の差の標準誤差という．

ある病院で医療関係者のヘモグロビンの測定をした．男性は80人測定し，平均は 15.1 mg/dl であった．女性は100人測定し，平均は 13.8 mg/dl であった．男性と女性ではヘモグロビン量に差があるか．一般人のヘモグロビン量の標準偏差は男女ともに 2.5 mg/dl とし，有意水準を5%で検定しなさい．

検定統計量を計算する．

$$z_0 = \frac{15.1 - 13.8}{\sqrt{\frac{(2.5)^2}{100} + \frac{(2.5)^2}{80}}} = 3.46667$$

標準正規分布表（付表3）から，有意水準5%（両側検定）の有意点に対応する z 値は，

$z = 1.96$

そして，

$|z_0| > 1.96$

であり，ゆえに，帰無仮説は棄却される．よって，有意水準5%である病院における男女のヘモグロビン量に差がみられるという結論になる．

LEVEL 3

10・1・2 母分散が未知だが等しい場合，$\mu_1 = \mu_2$ の検定

この検定にはいる前に(i)母分散が未知だが等しいのか，(ii)母分散が未知で等しくないのかを検討しておく必要がある．つまり，母分散が等しいかどうかを検定しておく必要がある．これを**母分散の検定**(等分散性の検定：F 検定)という．

2 標本の母分散が等しいかどうかの検定はまず 2 標本から不偏分散を求め，その値の大きい方の不偏分散を S_1^2，標本数を n_1，小さい値の不偏分散を S_2^2，標本数を n_2 とすると，

$$F_0 = \frac{\text{大きい値の不偏分散}\, S_1^2}{\text{小さい値の不偏分散}\, S_2^2} \tag{10・1・2}$$

は，第 1 自由度 $n_1 - 1$，第 2 自由度 $n_2 - 1$ の F 分布をするので F 分布表(付表 8)をみて，第 1 自由度 $n_1 - 1$，第 2 自由度 $n_2 - 1$，有意水準 α の有意点の値 F と比較し，F_0 がその値より大きいか等しいとき($F_0 \geq F$ のとき)は，(ii)母分散が未知で等しくないとなり，10・1・3 項の検定に入り，F_0 がその値より小さいとき($F_0 < F$ のとき)は(i)母分散が未知だが等しいとなり，本項の検定を行う．

この検定は両側検定で行うのが普通である．

では，(i)母分散が未知だが等しい場合について考えて行こう．母分散が未知の場合が多いので，標本分散から推定する．

2 つの母集団から抽出した標本の標本数を n_1, n_2 の各々の分散を s_1^2, s_2^2 とすると，

$$\text{全体の分散}\, s_p^2 = \frac{\{(\text{各組の標本数}-1) \times (\text{その組の分散})\}\,\text{の和}}{\text{標本数の和}-2} \tag{10・1・3}$$

は，母分散 σ^2 の不偏推定値となる．標本平均の差 $\bar{x}_1 - \bar{x}_2$ の分散は

$$\text{平均の差の分散}\, \sigma^2_{\bar{x}_1 - \bar{x}_2} = \text{母分散}\left(\frac{1}{\text{第 1 組の標本数}} + \frac{1}{\text{第 2 組の標本数}}\right)$$

となる．母分散 σ^2 を標本から得られる全体の分散 s_p^2 で代用すると，

$$t_0 = \frac{\text{標本平均の差}}{\sqrt{\text{全体の分散}} \times \sqrt{\dfrac{1}{\text{各組の標本数}}\,\text{の合計}}} \tag{10・1・4}$$

は，自由度 $df = n_1 + n_2 - 2$ の t 分布に従う．したがって，t 分布表(付表 5)を用いて検定を行う．求めた統計量と t 分布表から自由度 $df = n_1 + n_2 - 2$，有意水準 α の有意点の値とを比較し，t_0 の絶対値が t より大きければ，帰無仮説が棄却される(2 つの母平均は違う，母集団が異なる)．

例題 10・2　A, B 2 つの病院の看護師のヘモグロビン量を測定した．A 病院では 20 人について測定し，平均 13.7 mg/d*l*，標準偏差 1.8 mg/d*l* であった．B 病院では 25 人について測定し，平均 12.8 mg/d*l*，標準偏差 2.2 mg/d*l* であった．両者に差が認められるかどうか，有意水準 5% として検定しなさい．

解答　いくつかの手法はあるが，ここでは，まず，母分散の検定を行う．とくにことわりがないので，$\alpha = 0.05$ で両側検定で行う．これが，もっとも一般的である．

A 病院では 20 人について測定し，標準偏差 1.8 mg/d*l* であった．不偏分散は 3.24 mg/d*l* である．

B 病院では 25 人について測定し，標準偏差 2.2 mg/d*l* であった．不偏分散は 4.84 mg/d*l* である．

式(10・1・2)から

$$F_0 = \frac{4.84}{3.24} = 1.49832$$

となり，第 1 自由度 $25-1=24$，第 2 自由度 $20-1=19$ の F 分布をするので F 分布表（付表 8）をみて，有意水準 $\alpha = 0.05$（両側；片側だと，$\alpha = \frac{0.05}{2} = 0.025$）の有意点の値 F と比較する．

F は付表 8 より

$$F = 2.452$$

$F_0 < F$ であるので，母分散が未知だが等しいとなり，(i) 母分散が未知だが等しいについての検定を行うことができる．（ここで，$F_0 \geq F$ となった場合には，母分散が未知で等しくない，となる．母分散が等しくない場合として，ウェルチの方法により計算することになる）．

ここでは，母分散が未知だが等しい，となったので，対応する検定統計量を求める．

A 病院の平均	$\bar{x}_1 = 13.7$	B 病院の平均	$\bar{x}_2 = 12.8$
A 病院の分散	$s_1^2 = 1.8^2 = 3.24$	B 病院の分散	$s_2^2 = 2.2^2 = 4.84$
A 病院の標本数	$n_1 = 20$	B 病院の標本数	$n_2 = 25$

であるので，

$$\text{全体平均} = \frac{13.7 \times 20 + 12.8 \times 25}{45} = 13.2$$

式(4・3・1)より，

$$\text{全体の分散 } s_p^2 = \frac{20 \times (3.24 + 0.5 \times 0.5) + 25 \times (4.84 + (-0.4) \times (-0.4))}{45} = 4.329$$

$$\text{全体の標準偏差 } s_p = \sqrt{4.329} = 2.081$$

したがって，式(10·1·4)より，

$$t_0 = \frac{13.7 - 12.8}{2.081\sqrt{\dfrac{1}{20}+\dfrac{1}{25}}} = \frac{0.9}{2.081 \times 0.3} = 1.442$$

t 分布表から自由度 $df = (n_1 - 1) + (n_2 - 1) = (20 - 1) + (25 - 1) = 43$，有意水準5%に対応する t の値は

$t = 2.021$ 　（両側検定）

となる．つまり

$|t_0| < 2.021$

である．
よって仮説は棄却されない．つまり，有意水準5%でA, B両病院の看護師のヘモグロビン量には差があるとはいえない．

LEVEL 3

ウェルチの方法

10·1·3 母分散が未知で等しくない場合，$\mu_1 = \mu_2$ の検定

母分散が等しくない場合には，ウェルチ(Welch)の方法により計算する．すなわち，検定統計量

$$t_0 = \frac{\text{標本平均の差}}{\sqrt{\dfrac{\text{その分散}}{\text{各組の標本数}} \text{の合計}}} \tag{10·1·5}$$

が

$$\text{自由度 } df = \frac{\left\{\dfrac{\text{その分散}}{\text{各組の標本数}}\text{の合計}\right\}^2}{\dfrac{\left(\dfrac{\text{その分散}}{\text{その組の標本数}}\right)^2}{\text{各組の標本数}-1}\text{の合計}} \tag{10·1·6}$$

（自由度 df が整数にならない場合には，小数点以下を切り捨てる）

の t 分布に従う．

そこで，t 分布表（付表5）を用いて検定が行える．求めた統計量と t 分布表から式(10·1·6)の自由度 df の有意水準 α の有意点の値とを比較し，t_0 の絶対値が t より大きければ（$|t_0| > t$ ならば），帰無仮説が棄却される（2つの母平均は違う，母集団が異なる）．

C, D 2つの病院の看護師のヘモグロビン量を測定した．C 病院では 15 人について測定し，平均 13.7 mg/d*l*，標準偏差 1.6 mg/d*l* であった．D 病院では 17 人について測定し，平均 12.8 mg/d*l*，標準偏差 2.5 g/d*l* であった．C と D の母分散は等しくないとして，両者に差が認められるかどうか，有意水準を 5% として検定しなさい．

母分散が等しくない場合なので，ウェルチの方法により計算する．（この例では母分散が等しくない場合なので，分散の検定は不要であるが，そのような記述のない場合は，式 (10・1・2) による母分散の検定を行い，その結果により，ウェルチの方法を使うか否かを決める）．

まず，検定統計量を求める．

 C 病院の平均　　$\bar{x}_1 = 13.7$　　　D 病院の平均　　$\bar{x}_2 = 12.8$
 C 病院の分散　　$s_1^2 = 1.6^2 = 2.56$　D 病院の分散　　$s_2^2 = 2.5^2 = 6.25$
 C 病院の標本数　$n_1 = 15$　　　　　　D 病院の標本数　$n_2 = 17$

であるので，
全体の分散

$$s_p^2 = \frac{(n_1-1)s_1^2 + (n_2-1)s_2^2}{n_1+n_2-2} = \frac{(15-1)\times 2.56 + (17-1)\times 6.25}{15+17-2}$$

$$= \frac{135.84}{30} = 4.528$$

よって，全体の標準偏差

$$s_p = \sqrt{4.528} = 2.1279$$

したがって

$$t_0 = \frac{13.7 - 12.8}{2.128\sqrt{\dfrac{1}{15} + \dfrac{1}{17}}} = \frac{0.9}{2.128 \times 0.354} = 1.195$$

t 分布表から自由度

$$df = \frac{\left(\dfrac{1.6^2}{25} + \dfrac{2.5^2}{17}\right)^2}{\dfrac{\left(\dfrac{1.6^2}{15}\right)^2}{15-1} + \dfrac{\left(\dfrac{2.5^2}{17}\right)^2}{17-1}} = \frac{0.2898}{0.00208 + 0.00845} = 27.526$$

自由度 $df = 27$ で，有意水準 5% の有意点の t の値を求めると

　　$t = 2.052$　（両側検定）

となる．ここで

　　$|t_0| < 2.052$

であるので，帰無仮説は採択される（棄却されない）．すなわち，有意水準 5% で C, D

両病院の看護師のヘモグロビン量には差があるとはいえない.
　t 検定では母集団が正規分布をしていることを仮定し，2組の平均値の検定を行った．なお，3組以上の平均値の検定には分散分析が用いられる．これをパラメトリック法(分布を規定した方法)という．一方，ノンパラメトリックな検定法(分布に左右されない方法)として対応がない場合はウィルコクソン(Wilcoxon)の順位和検定がある．また，対応がある場合はウィルコクソンの符号付順位検定がある(11章参照).

ちょっとした悩み

悩み：検定を行う前に考えておかねばならないことは何ですか.

答え：標本の偏りは，ありませんか？
　標本は母集団を代表していると考えますが，2群の比較を行う場合，2群の標本の特性のうち，重要な項目はチェックしておく必要があります．
1) 性別，年齢別，重症度の分布に差はないか.
　男女により平均値や分布に差のあるデータについては，各群(A群，B群)で，男女の比率が等しくなっているかを検討し，なっていない場合は，等しくしてから検討する必要がある.
　年齢についても同様のことがいえる．年齢により平均値や分布に差のあるデータについては，各群(A群，B群)で，年齢(階層)の比率が等しくなっているかを検討し，なっていない場合は，等しくしてから検討する必要がある.
　重症度についても同様のことがいえる．治療方法の比較を行う場合等，重症度により，平均値や分布，治療の予後などに差のあるデータについては，各群(A群，B群)で，重症度の比率が等しくなっているかを検討し，なっていない場合は，等しくしてから検討する必要がある．それができない場合はなんらかの方法で，層別化等して検討せねばならない.
2) 欠損値をどうするか.
　現在の医療体制についての調査を行ったとする．回答者は60％，非回答者は40％であった．回答者中，現在のままでよいが25％，もっと看護業務を充実するべきだが45％，もっと医師の役割を充実すべきだが30％であったとする．全体の答も同様であると考えてよいのだろうか.
　非回答者40％の答のパターンは回答者60％のパターンとは違うと考えるのが普通である．そこで，非回答者に対してなんらかの方法で，データを得る方法を検討した方がよいであろう．たとえば，非回答者のうち，ランダムに選んだ10％(または20％)に対して，家庭訪問，電話調査などをすることにより結果を得る方法などを考える必要があるであろう.

LEVEL 2　10・2　対応のある2組の平均値の差の検定

対応あり　　健康教育の前と後，実験の前と後のように対応のある標本について平均値の差を検定する場合，両者(前と後)の差(d)を計算する．その差 d の標準偏差 s_d は，

$$\text{標準偏差} = \sqrt{\frac{(\text{差}-\text{差の平均})^2 \text{ の和}}{\text{標本数}-1}} \tag{10・2・1}$$

であり，

$$t_0 = \frac{\text{差の平均}}{\frac{\text{標準偏差}}{\sqrt{\text{標本数}}}} \tag{10・2・2}$$

は，自由度 $df = n-1$ の t 分布に従う．したがって，t 分布表(付表5)を用いて検定を行う．求めた統計量と t 分布表から自由度 $df=n-1$，有意水準 α の有意点の値 t とを比較して，t_0 の絶対値が t より大きければ($|t_0|>t$ ならば)，有意差ありと判定する．

> **例題 10・4**　ある病院の同一看護師13人について，25歳および30歳で血清コレステロールを測定した．30歳と25歳の血清コレステロールの差の平均は4.8 mg/dl 差の標準偏差は5.7 mg/dl であった．血清コレステロールの値は30歳と25歳では差があるといえるか．有意水準を1%として検定しなさい．

検定統計量は式(10・2・2)より，

$$t_0 = \frac{4.8}{\frac{5.7}{\sqrt{13}}} = 3.036$$

t 分布表から自由度 $df=n-1=12$，有意水準1%の有意点の t の値を求めると(両側1%) ($\alpha=0.01, \frac{\alpha}{2}=0.005$)

$$t = 3.055$$

となる．両側検定であるので，

$$|t_0| < 3.055$$

である．
よって，仮説は採択される(棄却されない)．すなわち，血清コレステロールの値は30歳と25歳では差があるとはいえない．

10・3 比率の差の検定

比率の差の検定には2つの方法がある．正規分布に近似して検定する方法と独立性の検定（χ^2検定）をする方法である．

◆LEVEL 2◆

10・3・1 正規分布に近似する方法

正規近似　　2つの標本の標本数 n_1 と n_2，標本比率を $p_1\dfrac{r_1}{n_1}$, $p_2\dfrac{r_2}{n_2}$ とする．

$$[n_1 p_1 > 5,\ (p_1 < 1 - p_1),\ \text{または}\ n_1 > 25]$$

かつ

$$[n_2 p_2 > 5,\ (p_2 < 1 - p_2),\ \text{または}\ n_2 > 25]$$

のとき，標本比率の差は近似的に正規分布をする．

母比率は

$$\text{全体の母比率の推定値} = \frac{(\text{各組の標本数} \times \text{その組の標本比率})\text{の合計}}{\text{各組の標本数の合計}} \tag{10・3・1}$$

となる．

帰無仮説は $p_1 = p_2 (= p)$ とし，これを次の式に代入すると，z_0 は

$$z_0 = \frac{2\text{つの標本比率の差}}{\sqrt{\text{全体の母比率の推定値} \times (1 - \text{その推定値}) \times \left(\dfrac{1}{\text{各標本数}}\text{の合計}\right)}} \tag{10・3・2}$$

となり，正規分布する．検定統計量と標準正規分布表（付表3）から得られる，有意水準 α の有意点の値とを比較し，$z_0 > 1.96$ ならば5%有意水準で有意と判定することができる．

独立性の検定（χ^2検定）をする方法は 11・2 独立性の検定の項で詳述するのでここでは省略する．

例題 10・5 ある初期の癌の治療で，a.外科的治療法と，b.放射線＋保存療法の2通りの治療を行ったところ，次のような結果を得た．

　　a．外科的治療法の予後　　　治癒：25人　　再発：25人　　計50人
　　b．放射線＋保存療法の予後　治癒：30人　　再発：16人　　計46人

2つの治療法に差があるといえるか．有意水準を5%として検定しなさい．

解答 $[n_1 p_1 > 5, (p_1 < 1-p_1)$，または $n_1 > 25]$ かつ $[n_2 p_2 > 5, (p_2 < 1-p_2)$，または $n_2 > 25]$ のときにあてはまるので正規分布による方法で検定する．
まず，

　　a．外科的治療法による治癒率　　$\hat{p}_1 = \dfrac{25}{50} = 0.5$

　　b．放射線＋保存療法による治癒率　$\hat{p}_2 = \dfrac{30}{46} = 0.652$

全体の母比率の推定値は式(10・3・1)より

$$\hat{p} = \frac{50 \times 0.5 + 46 \times 0.652}{50 + 46} = 0.573$$

$$1 - \hat{p} = 0.427$$

検定統計量を求める．式(10・3・2)に代入すればよい．つまり

$$z_0 = \frac{0.652 - 0.5}{\sqrt{0.573 \times 0.427 \times \left(\dfrac{1}{50} + \dfrac{1}{46}\right)}} = 1.504118$$

標準正規分布表(付表3)から有意水準5%に対応するzの値を求めると
　　$z = 1.96$
すなわち
　　$|z_0| < 1.96$
である．よって仮説は棄却されない．結局，有意水準5%で治療法a.と治療法b.では，差があるとはいえない．

10·1 ある病院で，医療関係者のヘモグロビンの測定をした．男性は 80 人測定し，平均は 15.6 mg/dl であった．女性は 100 人測定し，平均は 13.4 mg/dl であった．男性と女性ではヘモグロビン量に差があるか．一般人のヘモグロビン量の標準偏差は男女ともに 2.2 mg/dl とし，有意水準を 5% として検定しなさい．

10·2 A, B 2 つの病院の看護師のヘモグロビン量を測定した．A 病院では 25 人について測定し，平均 13.7 mg/dl, 標準偏差 1.8 mg/dl であった．B 病院では 30 人について測定し，平均 12.8 mg/dl, 標準偏差 2.2 mg/dl であった．A と B の母分散は等しいとして，両者に差が認められるかどうか，有意水準を 5% として検定しなさい．

10·3 C, D 2 つの病院の看護師のヘモグロビン量を測定した．C 病院では 10 人について測定し，平均 13.0 mg/dl, 標準偏差 1.6 mg/dl であった．D 病院では 15 人について測定し，平均 12.4 mg/dl, 標準偏差 2.5 mg/dl であった．C と D の母分散は等しくないとして，両者に差が認められるかどうか，有意水準を 5% として検定しなさい．

10·4 ある病院の同一看護師 15 人について，25 歳および 30 歳で血清コレステロールを測定した．30 歳と 25 歳の差の平均は 4.9 mg/dl, 差の (標本) 標準偏差は 5.4 mg/dl であった．血清コレステロールの値は 30 歳と 25 歳では差があるといえるか．有意水準を 1% として検定しなさい．

10·5 ある初期の癌の治療で，a. 外科的治療法と，b. 放射線＋保存療法の 2 通りの治療を行ったところ，次のような結果を得た．
  a. 外科的治療法の予後 　　治癒：30 人　　再発：25 人　　計 55 人
  b. 放射線＋保存療法の予後　治癒：40 人　　再発：15 人　　計 55 人
 2 つの治療法に差があるといえるか．有意水準を 5% として検定しなさい．

11 仮説検定 (3)

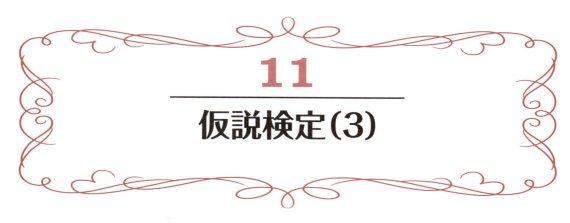

KEY WORDS

パラメトリック　ノンパラメトリック　適合度検定　χ^2分布
理論値（期待値）　独立性の検定　フィッシャーの直接確率法
イェーツの連続補正　符号検定　ウィルコクソンの符号付順位検定
クラスカル・ウォリス検定　平均順位

　いままで学んできたパラメトリックな手法は，母集団の分布型についてある仮定を設定し（t分布とか，F分布など），検定を行ってきた．ノンパラメトリックな手法というのは，母集団の分布型について，仮定をもうけない手法である．ここでは，ノンパラメトリックな手法について学んで行く．

◆LEVEL 2◆　11・1　適合度の検定

　<u>適合度の検定</u>とは，データが度数として得られるもので，観測値が，理論値（期待値）や，母集団統計値と一致するかどうかを検定する方法である．検定方法は今までの方法と同様であるので順を追って解説する．
　帰無仮説は「理論値と観測値は一致する」で，
　対立仮説は「理論値と観測値は一致しない」である．
有意水準は必要に応じて，5%，1%などを設定する．
　次に検定統計量の算出にはいる．

$$\chi_0^2 = \frac{(各観測値 - 理論値)^2}{理論値} \text{ の和} \tag{11・1・1}$$

χ_0^2は，カイ二乗（χ^2）分布をし，自由度dfは，行の数をk，列の数をlとすると，$(k-1) \times (l-1)$である．この検定統計量に対して，自由度df，有意水準αに対応するχ^2値をカイ二乗（χ^2）分布表（付表7）から求め，

　　　$\chi_0^2 \leqq \chi^2$ ならば帰無仮説は採択
　　　$\chi_0^2 > \chi^2$ ならば帰無仮説は棄却される．

男女が1:1の割合で生まれるものとする．理論的には，男児100と女児100が生まれるはずである（理論値）．ある病院で200の出産のうち，男児110，女児90であったとする．これは，男女1:1の割合で生まれるという理論値と一致するか．有意水準5%で検定しなさい．

男児は $110-100=10$ 人，理論値より多い．
女児は $90-100=-10$ 人，理論値より少ない（-10 人多い）．
式(11・1・1)に代入し計算すると，

検定統計量 $\chi_0^2 = \dfrac{10^2}{100} + \dfrac{(-10)^2}{100} = 2.00$

である．
ここで，
　帰無仮説は，「理論値と観測値は一致する（男女児とも同数とみなしてよい）」
　対立仮説は，「理論値と観測値は一致しない（男女児は同数とはみなせない）」
である．
　自由度　$df = (2-1) \times (2-1) = 1$
　有意水準5%に対応する χ^2 値は χ^2 分布表より，$\chi^2 = 3.841$
つまり，$\chi_0^2 < \chi^2$ なので帰無仮説は採択される．
　よって，出産に関する理論値と観測値は，差がないと考えられる．なお，自由度1の χ^2 分布は図のような形をしており，
　有意水準5%に対応する有意点は3.84
　有意水準1%に対応する有意点は6.63
であり，これらの値より検定統計量 χ_0^2 が大きくなったとき，帰無仮説は5%（または1%）の有意水準で棄却される．

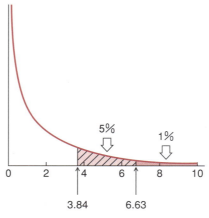
図　カイ二乗（χ^2）分布（自由度＝1）

11・2 独立性の検定

LEVEL 3

$k×l$ の分割表(クロス表)が，ある場合，2つの属性が無関係であるという仮説を検定する方法で，理論値はあらかじめ与えられていない場合である．$k=l=2$ の場合は，"比率の差の検定"(10章10・3)と考えることもできる．

帰無仮説は「2変数間に関連はない」とする．

理論値がわからない場合の期待度数は，周辺分布から，

$$e_{ij} = n \times \frac{n_{i.}}{n} \times \frac{n_{.j}}{n} = \frac{n_{i.}n_{.j}}{n}$$

で計算する．ここで e_{ij} は i 行 j 列のセル(ます目)の期待値である．n は標本数で，$n_{i.}$ は i 行の標本数，$n_{.j}$ は j 列の標本数である．

そして，観測値と期待値の差は

$$\chi_0^2 = \frac{(各観測値 - 期待値)^2}{期待値} \quad \text{のすべてのセルの合計} \tag{11・2・1}$$

が漸近的に χ^2 分布をし，自由度は $(k-1)\times(l-1)$ である．

ところで，セル(各ます目)の値が十分大きくない場合は，項目選択肢(カテゴリー)の合併などを考えねばならない．

おおよその基準は，

1) 2×2 表(自由度 $df=1$)の場合

 1-1) $n<20$ のとき   フィッシャー(Fisher)の直接確率法

フィッシャーの直接確率法

 1-2) $n<40$ で，最小期待値<5 のとき フィッシャーの直接確率法

 1-3) $n<40$ で，1-1)，1-2)でないとき イェーツ(Yates)の連続補正

イェーツの連続補正

2) 自由度 $df>1$ の場合

 2-1) 期待値5以下のセルが20%以下で，

   最小期待値>1 のとき   普通の χ_0^2

 2-2) 2-1)以外のとき

   カテゴリー合併をし，2-1)にして 普通の χ_0^2

しかし，計算の煩雑さなどの理由からフィッシャーの直接確率法は，イェーツの連続補正で，代用されることがしばしばある．

表11・1のような 2×2 表が得られた場合，イェーツの連続補正による χ_{oc}^2(oは観測 observe，cは補正 correction を示す)は，次のように求める．

表11・1 2×2表

	要因1	要因2	計
結果A	a	b	$a+b$
結果B	c	d	$c+d$
計	$a+c$	$b+d$	$a+b+c+d$

$a+b+c+d=n$ として，

$$\chi_{oc}^2 = \frac{\left(|ad-bc|-\dfrac{n}{2}\right)^2 n}{(a+b)(c+d)(a+c)(b+d)} \tag{11・2・2}$$

となる．
ここで，自由度 1，有意水準 α に対応する χ^2 値を χ^2 分布表から求め，

$\chi_{oc}^2 \leqq \chi^2$ ならば帰無仮説は採択され，

$\chi_{oc}^2 > \chi^2$ ならば帰無仮説は棄却される．

予防注射を受けた 50 人のうちでは 10 人が発病し，予防注射を受けなかった 90 人のうちでは 40 人が発病したとする．予防注射は効果がなかったといえるか．

予防注射の効果

	予防注射；接種	予防注射；非接種	計
発病	10(a)	40(b)	50($a+b$)
非発病	40(c)	50(d)	90($c+d$)
計	50($a+c$)	90($b+d$)	140($a+b+c+d$)

帰無仮説は「予防接種は効果がない（発病率は同じ）」
対立仮説は「予防接種は効果がある（発病率は違う）」
である．
検定統計量は

$$\chi_{oc}^2 = \frac{\left\{bc-ad-\dfrac{1}{2}(a+b+c+d)\right\}^2 (a+b+c+d)}{(a+b)(c+d)(a+c)(b+d)}$$

$$= \frac{\left\{40\times 40 - 10\times 50 - \dfrac{1}{2}(140)\right\}^2 \times 140}{50\times 90\times 50\times 90}$$

$$= 7.33$$

自由度　$df=(2-1)\times(2-1)=1$
有意水準 5% に対応する χ^2 値は χ^2 分布表より，3.841
　つまり，$\chi_{oc}^2 > \chi^2$ なので帰無仮説は棄却．よって，予防接種は効果がある（発病率は違う）と考えられる．
　ここでは $bc-ad$ を計算しているがこれは $|ad-bc|$ をあらわしている．
　また，分子の $|ad-bc|$ から $\dfrac{1}{2}(a+b+c+d)$ を引いているがこれをイェーツの連続補正という．
　$n<40$ の場合はイェーツの連続補正は必須であるが $n>40$ の場合でも連続補正は行った方がよい．

この例でイェーツの連続補正を行わないとすると，

$$\chi_{0c}^2 = \frac{|bc-ad|^2(a+b+c+d)}{(a+b)(c+d)(a+c)(b+d)}$$

$$= \frac{|40\times40 - 10\times50|^2 \times 140}{50\times90\times50\times90}$$

$$= 8.36$$

となり，イェーツの連続補正を行った場合に比べ，およそ1ほど大きな値になる．一般にイェーツの連続補正を行った χ_{0c}^2 は，行わなかった χ_0^2 に比べ統計量は小さくなる．

11・3　対応のある2標本の比較

中央値の差を検定する手法で，対応のある2標本については，代表的な2つの方法がある．符号検定とウィルコクソンの符号付順位検定である．符号検定は，データの対（各組）の大小（優劣）関係に基づき検定を行う．ウィルコクソンの符号付順位検定はデータの対（各組）の差の順位に基づき検定を行う．

LEVEL 2

11・3・1　符号検定

二項検定・式(9・4・1)(90頁参照)を基準にして考えると，**符号検定**を行うことができる．いま2組の標本の対を考える．対になったデータにおける2群の母集団の同一性を検定する．そこで第1組の標本が第2組の対になる標本より大きい（優れている）と判断した対の数を n_1，小さい（劣っている）と判断した対の数を n_2 とする．同じときには除外する．2標本の中央値に差がないとすれば「大きい（優れている）」，「小さい（劣っている）」と判断する確率は $\frac{1}{2}$ である．よって，n_1+n_2 の試行中，n_1，n_2 の小さい方の値以下に対応する符号が出現する確率を求めればよい．つまり，式(9・4・1)で P_0, P_1, P_2, …, P_n の確率の和を求めそれが有意水準を超えていれば仮説は棄却される（片側検定）．両側検定の場合はその和を2倍して有意水準と比較する．

大標本の場合は正規分布に近似し，式(9・4・3)，式(9・4・4)(90頁参照)により，検定統計量を算出する．有意水準に対応する z 値を標準正規分布表（付表3）から見いだし，z_0，または $z_{0c} > z$ ならば仮説を棄却する．

例題 11・3

10人の看護師に2種類の看護スケジュールの良否を判定してもらった．Xはa, bでは差がないと判定した．
　　1) a, bスケジュールでは良否に差があるか．
　　2) aスケジュールは，bスケジュールより優れているといえるか．
有意水準は5%で判定しなさい．

看護スケジュールの良否

看護師 No.	1	2	3	4	5	6	7	8	9	10
aスケジュール	良		良	X	良	X	良	良	良	良
bスケジュール		良		X		X				

1) aスケジュールがよいと判断した看護師は7人(n_1)
　　bスケジュールがよいと判断した看護師は1人(n_2)

どちらも同定度と判断した看護師は2人であるので有効データは8人分(n)である．

$n = \min(n_1, n_2)$ 以下に対応する符号が出現する確率は，式(9・4・1)(90頁参照)で P_0 と P_1 の確率の和を求め，両側検定であるので，その和を2倍して有意水準と比較する．

$$P_0 + P_1 = {}_8C_0 \times (0.5)^0 \times (0.5)^8 + {}_8C_1 \times (0.5)^1 \times (0.5)^7$$
$$= (1+8) \times (0.5)^8 = 9 \times 0.00390625 = 0.0351562$$

両側検定であるためこの値を2倍して考える．

$$2 \times 0.0351562 = 0.0703124 > 0.05$$

が求める確率であるため，a, bスケジュールでは良否に差があるとはいえない．

2) 片側検定であるため，1)で2倍する前の確率 $0.0351562 < 0.05$ が求める確率である．

よってaスケジュールは，bスケジュールより優れていると判断される．

ここでも　両側検定か，片側検定かによって検定結果が異なることに注意する必要がある．

◆LEVEL 3◆ **11・3・2 ウィルコクソンの符号付順位検定**

ウィルコクソン(Wilcoxon)の符号付順位検定は，データ対の差の順位がわかる場合，符号検定よりも，効率のよい検定である．

2組の対応するデータ対において，第1組と第2組のデータの測定値の差 $d_i = A_i - B_i$ を求める．次に $d_i = 0$ のデータの組を無視して d_i の絶対値について順位をつける(同順位のものは平均順位とする；5・3 順位相関係数の項参照)．そして，d_i の符号が「＋」の順位の和を求め $T+$ とする．符号が「－」の順位の和を求め $T-$ とする．

このうち小さい方を T_0，d_i が0でない標本数を n とする．

1) $n \leq 25$ のときはウィルコクソンの符号付順位検定表(付表9)により T を求め,

$T \geq T_0$ のとき,帰無仮説を棄却し,

$T < T_0$ のとき,帰無仮説を採択する.

2) $n > 25$ のときは,

$$\text{平均} = \frac{\text{標本数}(\text{標本数}+1)}{4}$$

$$\text{標準偏差} = \sqrt{\frac{\text{標本数}(\text{標本数}+1)(2 \times \text{標本数}+1)}{24}} \tag{11·3·1}$$

より

$$z_0 = \frac{|T_0 - \text{平均}|}{\text{標準偏差}} \tag{11·3·2}$$

は標準正規分布をするので,この値を求めて検定を行う.

すなわち,標準正規分布表により有意水準に対応する z を求め,

$z \geq z_0$ のとき,帰無仮説を採択し,

$z < z_0$ のとき,帰無仮説を棄却する.

◆ LEVEL 4 ◆ 11·4 クラスカル・ウォリス検定

k 群(3群以上)の代表値の差の検定には,**クラスカル・ウォリス**(Kruskal-Wallis)**検定**が用いられる.

表11·2 はクロス集計であるから,これまでに説明した χ^2 検定を適用できる.しかし,データが順序尺度の場合,より効率のよい検定方法としてこの検定方法がある.

この検定は順位に基づくノンパラメトリック検定である.全体の標本数は N で,この場合に順位は全群を込みにした全体の中での順位である.同順位(タイ)がある場合には,その平均順位を順位とする.

グループ間に差があるか否かを調べるための統計量 K_0 は,

表11·2

群	結果1	結果2	…	結果 n	計
l 群	l_1	l_2	…	l_n	
…	…	…	…	…	
i 群	i_1	i_2	…	i_n	
…	…	…	…	…	
k 群	k_1	k_2	…	k_n	
計					

$$K_0 = \frac{\left[\dfrac{12}{標本数(標本数+1)} \times \left\{\dfrac{(その群の順位和)^2}{各群の標本数}の和\right\} - 3(標本数+1)\right]}{1 - \dfrac{(各タイの個数^3 - 各タイの個数)の和}{標本数^3 - 標本数}}$$

(11・4・1)

により求められる.

　検定統計量 K_0 は, 自由度 $df = k-1$ の χ^2 分布に従う.

ここで,

　帰無仮説は「期待値と観測値は一致する(k 個の母集団平均は一致する)」

　対立仮説は「期待値と観測値は一致しない(少なくともひとつの母集団平均はほかの母集団平均と異なる)」

となる.

　有意水準 α は必要に応じて, 5%, 1% などを設定する.

　この検定統計量 K_0 に対して有意水準 α に対応する χ^2 値を χ^2 分布表から求め,

　　$K_0 \leq \chi^2$ ならば帰無仮説は採択され,

　　$K_0 > \chi^2$ ならば帰無仮説は棄却される.

　グループ数が3以上で, 各グループの標本数が5以上ならば, χ^2 分布による近似は, かなりよいとされている.

3種類の治療・看護方法(A, B, C法)による患者の予後を5段階で看護師に評価してもらった. 患者はランダムに治療・看護方法に割り付けられているとして, 3種類の治療・看護方法(A, B, C法)により患者予後に差があるといえるか. 有意水準5%で検定しなさい.

3種類の治療・看護方法による患者予後

	1.著効	2.有効	3.不変	4.悪化	5.急激悪化	計
A法	17	24	21	5	5	72
B法	28	32	18	11	5	94
C法	12	17	19	8	9	65
計	57	73	58	24	19	231

上の表から累積合計, 平均順位, 順位和などを求めると以下のようになる.

累積合計・平均順位・順位和

	1.著効	2.有効	3.不変	4.悪化	5.急激悪化	計	順位和	順位和^2/計
A法	17	24	21	5	5	72	8,211	936,396.125
B法	28	32	18	11	5	94	10,006.5	1,065,213.215425
C法	12	17	19	8	9	65	8,578.5	1,132,164.03461
計	57	73	58	24	19	231		
累積合計	57	130	188	212	231			
平均順位	29	94	159.5	200.5	222			
A順位和	493	2,256	3,349.5	1,002.5	1,110			
B順位和	812	3,008	2,871	2,205.5	1,110			
C順位和	348	1,598	3,030.5	1,604	1,998			
タイ補正	185,136	388,944	195,054	13,800	6,840			

タイ補正 ここでタイ補正(同順位補正値)は 1.著効, 2.有効, 3.不変, 4.悪化, 5.急激悪化の5段階について,おのおの計の値から計算する.1.著効については,$57^3 - 57 = 185,136$, 2.有効については $73^3 - 73 = 388,944$ となり,以下同様である.つまり,

$$N = 231$$
$$各群の順位の和 = \frac{231(231+1)}{2} = 26,796$$
$$タイ補正の和 = 789,774$$

式(11・4・1)の

$$K_0 の分子 = \frac{12}{231(231+1)} \times (936,396.125 + 1,065,213.215425 + 1,132,164.03461) - 3(231+1) = 5.69578482779142$$

$$K_0 の分母 = 1 - \frac{789,774}{231^3 - 231} = 0.93592700403045$$

であるので,

$$K_0 = 6.08571480816692$$

K_0 は自由度 $=3-1=2$ の χ^2 分布をするので,χ^2 分布表において自由度 $=2$ でみると有意水準 5%に対応する χ^2 値は $\chi^2 = 5.99$ であるので,

$$6.09 > 5.99$$

よって,5%有意水準で有意差あり.治療・看護方法(A, B, C法)で患者予後に差があるといえる.

+11・1 予防注射を受けた50人のうちでは20人が発病し，予防注射を受けなかった90人のうちでは40人が発病したとする．予防注射は効果がなかったか．

+11・2 12人の看護師に2種類の看護スケジュールの良否を判定してもらった．
 Xはa，bでは差がないと判定した
　　1)　a，bスケジュールでは良否に差があるか．
　　2)　aスケジュールは，bスケジュールより優れているといえるか．
有意水準は5%で判定しなさい．

看護スケジュールの良否

看護師No.	1	2	3	4	5	6	7	8	9	10	11	12
aスケジュール	良		良	X	良	X	良	良	良	良	良	
bスケジュール		良		X		X						良

12 分散分析法

KEY WORDS
分散分析法 実験計画 一元配置分散分析 水準 主効果
誤差項 母数モデル 変量モデル 交互作用効果 級間変動
誤差変動 全変動 二元配置分散分析 サブブロック
混合モデル ラテン方格法 正方行列

　分散分析法は，3群以上の平均値の同時比較ができるパラメトリックな手法である．つまり，ノンパラメトリック法のクラスカル・ウォリス検定に対応する手法である．分散分析法は，実験計画の発展とともに進歩してきた．実験計画を正しく適切に行うには，フィッシャーの3原則がある．それは①無作為化，②局所管理，③反復である．そして，分散分析法もこの原則を補完する方法として発展してきた．分散分析法とは，測定値の全変動をいくつかの実験因子と誤差因子の和に分解し，誤差因子以外の各因子が，全変動に影響を与えているかどうかを検討するものである．分析に用いる因子の数が，1つ，2つのそれぞれに応じて，一元配置分散分析，二元配置分散分析と呼び，ほかにもラテン方格法などがある．計算量は今までの分析法に比べ格段に増えるが，最低限，一元配置分散分析はきちんと修得したい．二元配置やラテン方格はとりあえず概念だけは把握しておこう．

LEVEL 3　12・1　一元配置分散分析

因　子
水　準

　4種類の血圧計を使って血圧を測定し，血圧計により測定値に差が出るかどうか考えよう．このとき血圧計のことを因子と呼ぶ．そしてその因子は4水準（血圧計の台数）あると考えられる．これを例として，因子1はp個の水準である場合の，分散分析を考えよう．p個の各水準において，$n_1, n_2, \cdots, n_p$（$n_1 \sim n_p$の和をnとする）回の繰り返しデータがあるとして，第i水準，第j番目のデータの値x_{ij}について，一元配置分散分析モデルは，

表 12·1　一元配置分散分析のデータ

水準 番号	1	2	⋯	p	全体
1	x_{11}	x_{21}	⋯	x_{p1}	
2	x_{12}	x_{22}	⋯	x_{p2}	
繰り返し ⋮	⋮	⋮		⋮	
	x_{1n_1}	x_{2n_2}	⋯	x_{pn_p}	
繰り返し数	n_1	n_2	⋯	n_p	n
平　　均	$\bar{x}_1$	$\bar{x}_2$	⋯	$\bar{x}_n$	$\bar{x}$

主効果

$$x_{ij} = 母平均 + 水準\,i\,による主効果 + 誤差項 \tag{12·1·1}$$

が成立する．

ここで誤差項は，確率変数で，その期待値は 0，母分散は一定（σ^2 とおく）と仮定され，**母数モデル**と呼ばれる．因子 1 の効果を示す母数について，

母数モデル

$$\alpha_1 n_1 + \alpha_2 n_2 + \cdots + \alpha_p n_p = 0 \tag{12·1·2}$$

と仮定する．

一方，実験において因子 1 の水準として個体（動物など）を選択する場合，母集団からランダム標本であるとした方が適切な場合がある．すなわち，このような場合，式 (12·1·2) の仮定の代わりに $\alpha_1, \alpha_2, \cdots, \alpha_p$ は期待値 = 0，分散 = σ_α^2 の確率変数として取り扱い，**変量モデル**と呼ぶ．母数モデルと変量モデルにおいては，各因子の主効果，**交互作用効果**の検定の方式が異なってくる．

変量モデル
交互作用効果

次に式 (12·1·1) の母数（母平均 μ，水準 i による主効果 α_i）をいかに推定するか考えよう．誤差項を最小にすればよいのだから，そのためには，最小二乗法（5 章 5·4 回帰直線の項参照）の考え方に従い，誤差（x_{ij} − 母平均 − 水準 i による主効果）の平方和を最小にする母平均の推定値，水準 i による主効果の推定値を決定する．

一方，全変動 T は

全変動
級間変動
誤差変動

$$全変動 = (あるデータ - 全体の平均)^2 \text{ の全体の合計}$$
$$= 級間変動 + 誤差変動 \tag{12·1·3}$$

ただし，

$$級間変動 = \{(ある水準の平均 - 全体の平均)^2$$
$$\times その水準の標本数\} \text{ の合計} \tag{12·1·4}$$

$$誤差変動（級内変動） = (あるデータ - その水準の平均)^2 \text{ の全体の合計} \tag{12·1·5}$$

となる．ここで

$$\text{級間変動の不偏分散} = \frac{\text{級間変動}}{\text{水準数} - 1} \tag{12・1・6}$$

$$\text{誤差変動の不偏分散} = \frac{\text{誤差変動}}{(\text{標本数} - \text{水準数})}$$

と定義する．

母数モデル（または，変量モデルで各水準の繰り返し数 n_i が一定）の場合の検定：帰無仮説「因子1の各水準に主効果がない」

$$\mathrm{H} : \alpha_1 = \alpha_2 = \cdots = \alpha_p$$

を検定する場合，

$$F_1 = \frac{\text{級間変動の不偏分散}}{\text{誤差変動の不偏分散}} \tag{12・1・7}$$

を計算する．つまり，因子間（水準間）のバラツキが誤差（水準内）のバラツキよりかなり大きいかどうかを検定することとなる．

ここでは，検定統計量は式(12・1・6)より

$$F_1 = \frac{\dfrac{1 \text{の級間変動}}{p - 1}}{\dfrac{\text{誤差変動}}{(n - p)}}$$

となる．F_1 は自由度 $(p-1, n-p)$ の F 分布に従うので，F 分布表（付表8）より，有意水準 α，自由度 $(p-1, n-p)$ の F 値を調べ，$F_1 > F$ ならば，仮説は棄却される（片側検定）．

なお，自由度が1と n のとき，$\{t(n)\}^2 = F(1, n)$ である．つまり，両側 t 検定は片側 F 検定に同等である．

級間変動を T_1，誤差変動を T_E，全変動を T とすると，式(12・1・3)から

全変動＝級間変動＋誤差変動

すなわち $T = T_1 + T_E$ の関係があり，分散分析表（一元配置）は**表12・2**のようになる．変量モデルで因子1の各水準における繰り返し数 n_i が一定でない場合の検定方式については，計算が煩雑になるので，ここでは省略する．

表 12・2　一元配置分散分析表

因子	変動	自由度	不偏分散
1	1の級間変動	$p-1$	$V_1 = \dfrac{1 \text{の級間変動}}{p-1}$
誤差	誤差変動	$n-p$	$V_E = \dfrac{\text{誤差変動}}{(n-p)}$
全体	全変動	$n-1$	

4種類の血圧計(A〜D)で各9人ずつランダムに収縮期血圧(mmHg)を測定した．血圧計によって血圧に差が出るといえるか．5%有意水準で検討しなさい．

4種類の血圧計による血圧測定値

A	B	C	D
126	130	133	129
144	146	148	142
150	152	156	151
148	149	155	152
149	155	152	148
166	166	168	170
155	160	165	157
145	148	144	142
122	128	130	125

Aの平均： $\dfrac{126+144+\cdots+122}{9}=145.00$

Bの平均： $\dfrac{130+146+\cdots+128}{9}=148.222222$

Cの平均： $\dfrac{133+148+\cdots+130}{9}=150.111111$

Dの平均： $\dfrac{129+142+\cdots+125}{9}=146.222222$

全体の平均： $\dfrac{(126+\cdots+122)+(130+\cdots+128)+(133+\cdots+130)+(129+\cdots+125)}{36}$
$=147.38888$

級間変動は
$$T_1=(145.00-147.38888)^2\times 9+(148.222222-147.38888)^2\times 9$$
$$\quad+(150.111111-147.38888)^2\times 9+(146.222222-147.38888)^2\times 9$$
$$=136.5556$$

誤差変動は
$$T_E=(126-145.00)^2+(144-145.00)^2+\cdots$$
$$\quad+(125-146.222222)^2=5,610.0000$$

T_1 の不偏分散，T_E の不偏分散をそれぞれ V_1, V_E とすると，
$$V_1=45.5185$$
$$V_E=175.3125$$
$$F_1=\dfrac{V_1}{V_E}=0.2596$$

$df=(3,32)$ の F 分布をするから5%有意水準では，F分布表の(4)より $F=2.901$，$F_1<F$ なので仮説は棄却されない．血圧計による差はみられない．

一元配置分散分析により，もし，平均値に差のあることがわかったならば，どの水準間に差があるのか検討することも重要である．この比較法は，多重比較といい，対比較と線形比較などがある．その内容は専門的になるので，専門の解説書を参照されたい．

◆LEVEL 4◆ 12·2 二元配置分散分析

サブブロック　　因子 1, 2 が p, q 個の水準に分かれているとする．全体で pq 個のサブブロックがある．これらの pq 個の各ブロックにおいて，r 個の繰り返しデータがある場合，分散分析の二元配置モデルは，

$$x_{ijk} = 母平均 + 1 の主効果 + 2 の主効果 + 交互作用効果 + 誤差項 \tag{12·2·1}$$

とあらわされる．ここで，全変動は

$$全変動 = 1 の級間変動 + 2 の級間変動 + 交互作用変動 + 誤差変動 \tag{12·2·2}$$

の四変動に分解される．四変動は，

$$\begin{aligned}
1 の級間変動 &= \{(1 のある水準の平均 - 全体の平均)^2 \text{の合計}\} \\
&\quad \times (2 \text{の水準数} \times \text{繰り返し数}) \\
&= \frac{(1 \text{のある水準の和})^2 \text{の合計}}{(2 \text{の水準数} \times \text{繰り返し数})} \\
&\quad - \frac{(\text{全体の和})^2}{1 \text{の水準数} \times 2 \text{の水準数} \times \text{繰り返し数}}
\end{aligned} \tag{12·2·3}$$

$$\begin{aligned}
2 の級間変動 &= \{(2 のある水準の平均 - 全体の平均)^2 \text{の合計}\} \\
&\quad \times (1 \text{の水準数} \times \text{繰り返し数}) \\
&= \frac{(2 \text{のある水準の和})^2 \text{の合計}}{(1 \text{の水準数} \times \text{繰り返し数})} \\
&\quad - \frac{(\text{全体の和})^2}{1 \text{の水準数} \times 2 \text{の水準数} \times \text{繰り返し数}}
\end{aligned} \tag{12·2·4}$$

交互作用変動

$$\begin{aligned}
交互作用変動 &= (1, 2 のある水準平均 - 1 のある水準の平均 \\
&\quad - 2 のある水準の平均 + 全体の平均)^2 \text{の合計} \\
&\quad \times \text{繰り返し数}
\end{aligned} \tag{12·2·5}$$

$$誤差変動 = (あるデータ - 1, 2 のある水準の平均)^2 \text{の合計} \tag{12·2·6}$$

と表現される．

次に，因子 1, 2 がともに母数モデルの場合，または，混合モデルの場合，1 の級間変動，2 の級間変動，交互作用変動，誤差変動を利用すれば，主効果の検定統計量 F_1, F_2, 交互作用効果の検定統計量 $F_{1 \times 2}$ が求められる．これらが F 分布をすることを利用し検定を行う．

表 12·3　二元配置分散分析表

因子	変動	自由度	不偏分散
1	1 の級間変動	$p-1$	$V_1 = \dfrac{1\text{ の級間変動}}{(p-1)}$
2	2 の級間変動	$q-1$	$V_2 = \dfrac{2\text{ の級間変動}}{(q-1)}$
1×2	交互作用変動	$(p-1)(q-1)$	$V_{1\times 2} = \dfrac{\text{交互作用変動}}{(p-1)(q-1)}$
誤差	誤差変動	$pq(r-1)$	$V_E = \dfrac{\text{誤差変動}}{pq(r-1)}$
全体	全変動	$pqr-1$	

表 12·4　検定統計量（分散分析；二元配置）

因子	母数モデル	因子	因子1が変量の混合モデル	因子	因子2が変量の混合モデル
1	$F_1 = \dfrac{\dfrac{1\text{ の級間変動}}{(p-1)}}{\dfrac{\text{誤差変動}}{pq(r-1)}}$	1	$F_1 = \dfrac{\dfrac{1\text{ の級間変動}}{(p-1)}}{\dfrac{\text{誤差変動}}{pq(r-1)}}$	1	$F_1 = \dfrac{\dfrac{1\text{ の級間変動}}{(p-1)}}{\dfrac{\text{交互作用変動}}{(p-1)(q-1)}}$
2	$F_2 = \dfrac{\dfrac{2\text{ の級間変動}}{(q-1)}}{\dfrac{\text{誤差変動}}{pq(r-1)}}$	2	$F_2 = \dfrac{\dfrac{2\text{ の級間変動}}{(q-1)}}{\dfrac{\text{交互作用変動}}{(p-1)(q-1)}}$	2	$F_2 = \dfrac{\dfrac{2\text{ の級間変動}}{(q-1)}}{\dfrac{\text{誤差変動}}{pq(r-1)}}$
1×2	$F_{1\times 2} = \dfrac{\dfrac{\text{交互作用変動}}{(p-1)(q-1)}}{\dfrac{\text{誤差変動}}{pq(r-1)}}$	1×2	$F_{1\times 2} = \dfrac{\dfrac{\text{交互作用変動}}{(p-1)(q-1)}}{\dfrac{\text{誤差変動}}{pq(r-1)}}$	1×2	$F_{1\times 2} = \dfrac{\dfrac{\text{交互作用変動}}{(p-1)(q-1)}}{\dfrac{\text{誤差変動}}{pq(r-1)}}$

分散分析（二元配置）に必要な統計量を**表 12·3**，検定統計量を**表 12·4**に示しておく．

なお，pq 個の水準によって繰り返し数が r に等しくなくとも，$n_{ij} = \dfrac{1}{n} n_i n_j$ の関係が成立する場合には，上に述べた方式で検定できる．

そうでない場合には別の検定方式があるが，かなり専門的になるのでここでは省略する．

例題 12·2

3 台の血圧計（A1〜A3）を使って 4 人の看護師（B1〜B4）が血圧を測定した．
1) 血圧計と看護師の交互作用があるか．
2) 血圧計により血圧に差がみられるか．
3) 看護師により血圧に差があるか．

有意水準 5%で判定せよ．いずれも母数モデルとして検討しなさい．

3台の血圧計を用いた4人の看護師による血圧測定値 (mmHg)

	A1	A2	A3
B1	129	133	137
	133	142	139
B2	132	135	136
	134	138	132
B3	130	132	142
	134	136	140
B4	133	137	140
	138	139	144

標本数・平均値・総和

標 本 数				
	A1	A2	A3	合計
B1	2	2	2	6
B2	2	2	2	6
B3	2	2	2	6
B4	2	2	2	6
合計	8	8	8	24
平 均 値				
	A1	A2	A3	合計
B1	131	137.5	138	406.5
B2	133	136.5	134	403.5
B3	132	134	141	407
B4	135.5	138	142	415.5
合計	531.5	546	555	1,632.5
データ総和				
	A1	A2	A3	合計
B1	262	275	276	813
B2	266	273	268	807
B3	264	268	282	814
B4	271	276	284	831
合計	1,063	1,092	1,110	3,265

解答

1) 標本数と平均値と総和
2) 各変動

1の級間変動:（3台の血圧計(1の3水準)について計算する）

$$T_1 = \frac{1}{4 \times 2} \times (1{,}063^2 + \cdots) - \frac{1}{4 \times 3 \times 2} \times 3{,}265^2 = 140.583333333314$$

2の級間変動:（4人の看護師(2の4水準)について計算する）

$$T_2 = \frac{1}{3 \times 2} \times (813^2 + \cdots) - \frac{1}{4 \times 3 \times 2} \times 3{,}265^2 = 53.1249999999806$$

検定に必要な統計量

要因	変動	自由度	不偏分散	検定統計量 F
血圧計	140.583333333314	2	70.291666666657	7.9952614
看護師	53.1249999999806	3	17.7083333333269	2.0142175
交互作用	65.7500000000194	6	10.9583333333366	1.2464454
誤差	105.5	12	8.79166666666667	

交互作用変動：（1×2 の各セル（3×4＝12 セル）について計算する）

$$T_{1\times 2} = 2 \times \left\{ \left(\frac{262}{2} - \frac{531.5}{4} - \frac{406.5}{3} + \frac{1,632.5}{12} \right)^2 + \cdots \right\}$$

$$= 65.7500000000194$$

誤差変動：（各セルの内部 1×2×繰り返し数（3×4×2＝24）について計算する）

$$T_E = (129-131)^2 + \cdots = 105.5$$

総変動：（4 変動の和）

$$T = 364.958333333314$$

3）　分散分析表

(i)　まず，交互作用（1×2）を検定する．

$$F_{1\times 2} = \frac{10.9583333333366}{8.79166666666667} = 1.2464454976307$$

F 分布表より有意水準 5%，第 1 自由度＝6，第 2 自由度＝12 の F 値は

$$F = 2.996, \qquad F_{1\times 2} < F$$

であるので，交互作用は有意でない．

つまり，血圧計と看護師の交互作用は有意ではない．

(ii)　因子 1（血圧計）についての作用を母数モデルとして検定する．

$$F_1 = \frac{70.291666666657}{8.79166666666667} = 7.9952614$$

F 分布表より有意水準 5%，第 1 自由度＝2，第 2 自由度＝12 の F 値は

$$F = 3.885, \qquad F_1 > F$$

であるので，因子 1（血圧計）の作用は有意である．

つまり血圧計により血圧に差がみられる．

(iii)　次に，因子 2（看護師）についての作用を母数モデルとして検定する．

$$F_2 = \frac{17.7083333333269}{8.79166666666667} = 2.0142175$$

F 分布表より有意水準 5%，第 1 自由度＝3，第 2 自由度＝12 の F 値は

$$F = 3.490, \qquad F_2 < F$$

であるので，因子 2（看護師）の作用は有意でない．

つまり，看護師により血圧に差はない．

◆LEVEL 4◆ 12・3 ラテン方格法

ラテン方格とは，m 種類の記号を各 m 個ずつ，正方行列（m 行 m 列）に配置し，各行各列に 1 個ずつの同一記号が含まれるよう配列したものである．

3 つの因子 1, 2, 3 がそれぞれ m 個の水準に分かれている．**表 12·5** のようなラテン方格により，全部で m^2 回の実験が組まれたとする．このとき，各因子の級間変動は

$$1 \text{ の級間変動} = (\text{ある水準の平均} - \text{全体の平均})^2 \text{ の合計} \quad (12\cdot3\cdot1)$$

であり，因子 2, 3 についても同様である．

さらに，全データ（m^2 個）に関して，

$$\text{誤差変動} = \text{全変動} - 1 \text{ の級間変動} - 2 \text{ の級間変動} - 3 \text{ の級間変動} \quad (12\cdot3\cdot2)$$

を求める．このとき，各因子の不偏分散は

$$1 \text{ の不偏分散} = \frac{1 \text{ の級間変動}}{(m-1)} \quad (12\cdot3\cdot3)$$

で，2, 3 についても同様である．

$$\text{誤差の不偏分散} = \frac{\text{誤差変動}}{(m-1)(m-2)} \quad (12\cdot3\cdot4)$$

とおくと，1, 2, 3 因子の主効果に関する検定は

$$F_1 = \frac{1 \text{ の不偏分散}}{\text{誤差の不偏分散}} \quad (12\cdot3\cdot5)$$

であり，F_2, F_3 についても同様に計算される．これが自由度 $\{m-1, (m-1)(m-2)\}$ の F 分布に従うので，F 検定を行う．

表 12·5　$m \times m$ のラテン方格による配置

	2_1	2_2	2_3	$\cdots\cdots$	2_m	
	1_1	1_2	1_3	$\cdots\cdots$	1_m	3_1
	1_2	1_3	1_4	$\cdots\cdots$	1_1	3_2
	$\cdot$	$\cdot$	$\cdot$		$\cdot$	
	$\cdot$	$\cdot$	$\cdot$		$\cdot$	
	$\cdot$	$\cdot$	$\cdot$		$\cdot$	
	1_{m-1}	1_m	1_1	$\cdots\cdots$	1_{m-2}	3_{m-1}
	1_m	1_1	1_2	$\cdots\cdots$	1_{m-1}	3_m

練習問題

◆12・1　3種類の血圧計(A～C)で各9人ずつランダムに収縮期血圧(mmHg)を測定した．血圧計によって血圧測定値に差が出るといえるか．5%有意水準で検討しなさい．

3種類の血圧計による血圧測定値

A	B	C
126	133	147
144	146	148
125	152	156
148	149	155
149	155	152
134	166	168
155	160	165
115	144	144
122	128	136

ちょっとした悩み

悩みA：どの検定法がよいのか？

1) 正規分布に基づくパラメトリック検定はデータが正規分布していないと利用できないのですか．

答え：データが正規分布をしていることは非常にまれだが，パラメトリックな検定は非常に多用されている．なぜなのだろうか．

　データ数が少ないときは正規分布は否定されず(正規分布でないとはいえないとなり)，またデータ数が多いときはたいていデータの正規性は否定される．しかし中心極限定理によりさらにデータ数が増えた場合を考えるとデータは正規分布をすることになる．極端な分布型で正規分布からはずれていない場合は，いずれの場合もパラメトリック検定を用いて差し支えないと判断する場合が多い．

2) 検定法により，結果に差がある場合はどうしたらよいのですか．

答え：一般にパラメトリック法はノンパラメトリック法より効率がよく，有意差を見いだしやすいが，あまり断定的な結論はしない方がよい．

　つまり，パラメトリックな検定では差があるが，ノンパラメトリックな検定では差がないということがときたまみられる．ときにはパラメトリックな

検定では差がないが，ノンパラメトリックな検定では差があるということすらある．このようなときの判断は，どうしたらよいだろうか．一般にノンパラメトリックな検定では差があるのであれば，その結果は有意と考えてよい．しかし，この種の分布の場合はあまり断定的な結論はしない方がよいだろう．

悩み B：結果の解釈について．
1) 統計的有意性は本当に意味がありますか．また，その逆はどうなるのでしょう．

答え：標本数が多くなると，数値の差はわずかでも統計的には有意な差となることが多い．しかし，そのわずかな差が臨床場面で意味があるのかというのは別次元の問題である．また，標本数が少ないと逆の問題も起こってくる．数値的にはかなり大きな差があるのに統計的には有意でないという場合である．この場合は，研究をさらに進め標本数を増やしていくと有意差のみられる可能性が高い．

2) 対象を変えた複数の調査，実験でまったく逆の結論が出た場合，どう解釈したらよいのでしょう．

答え：内容をもっと詳細に分析すべきです．
　たとえば，全体で得た結果と，それを年齢階層別に分けたときの結果が逆の場合がある．
　ある変量 X と Y の分布を考えよう．図のような分布をしているとする．この分布では全体では相関係数は負で，相関係数 = −0.66 である．一方，年齢階層別にみると各年齢層では相関係数は正で，30 代では相関係数 = 0.63，40 代では相関係数 = 0.74，50 代では相関係数 = 0.67，60 代では相関係数 =

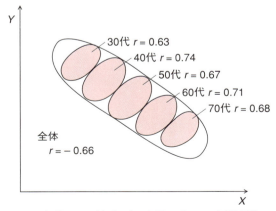

図　全体および年代別の変量 X と Y の相関係数

0.71,70代では相関係数＝0.68となっている．図をみればわかるように，全体と年齢階層別では結果は逆転しており，そのどちらも正しいのである．結果を解釈する上で，この認識は重要である．どういう対象になっているのかは，きちんと把握しておかねばならない．

　このように調査結果が逆転するのは，世界の国別の結果と日本の県別の結果の場合にもままみられる．国別ではエネルギー摂取量と癌の死亡率は正の相関を示す．日本国内ではエネルギー摂取量と癌の死亡率は負の相関を示す．国別の比較では，先進国では，エネルギー摂取量も多いし，寿命も長く，癌の死亡も増えてくる．発展途上国ではエネルギー摂取量は少ないし，寿命は短く，感染症，乳幼児の死亡が多いため，癌の死亡は少ない．一方国内の比較では，大都市圏は，エネルギー摂取量は多いし，若い人たちが多いので，癌の死亡は少ない．過疎地域ではエネルギー摂取量は少ないし，老人が多いので，癌の死亡は多くなる．

　これらは，死亡率に関しては年齢調整死亡率(13章，130頁参照)を算出し，エネルギー摂取についても年齢で標準化すればある程度は解決できる問題である．しかし，実際の場面では，年齢調整死亡率や標準化されたエネルギー摂取量を計算する際のデータがそろっている国は先進国のみであり，世界全体の国については算出できないのが現状である．ここでは対象の年齢構成のみ偏りがある例を考えたが，実際の場面ではもっと多くの要因について偏りがあると推定され，それらを全部補正するのは不可能である．そのような場合には，いくつかの多変量解析手法(カテゴリカルデータのモデリング等)を検討する必要があろう．

13 国民保健の現状

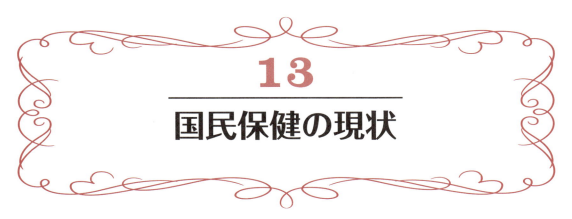

KEY WORDS

出生率・死亡率・自然増加率・婚姻率・離婚率　　死産率　乳児(新生児, 早期新生児)死亡率　周産期死亡率　合計特殊出生率(粗再生産率)　総再生産率　純再生産率　妊産婦死亡率　年齢(年齢階級)別死亡率　年齢調整死亡率(訂正死亡率)　PMI (PMR)　罹患率　人口静態　人口ピラミッド　将来推計人口　人口動態　主要死因　悪性新生物　心疾患　脳血管疾患　肺炎

　国民保健の現状を理解するためにはまず，解説や，統計図表で使われている保健統計用語，比率などについての知識が必要なので，簡単に解説する．そして，それらを理解した上で，人口静態，人口動態について学んで行こう．

1) **出生率・死亡率・自然増加率・婚姻率・離婚率**；各事象数を人口で割り千倍したもの．
2) **死産率**；死産(人工・自然)数を出産(出生＋死産)数で割り千倍したもの．
3) **乳児(新生児, 早期新生児)死亡率**；各時期の死亡数を出生数で割り千倍したもの．(乳児：生後1年未満，新生児：生後4週未満，早期新生児：生後1週未満である).
4) **周産期死亡率**；妊娠満22週以後の死産数と早期新生児死亡数の和を，出産数で割り千倍したもの[平成7年1月より，ICD-10(第10回国際疾病分類)採用で変更：後述]．
5) **合計特殊出生率(粗再生産率)**；母の年齢別出生数を年齢別女子人口で割り，15～49歳まで合計したもの．
6) **総再生産率**；母の年齢別女児出生数を年齢別女子人口で割り，15～49歳まで合計したもの．
7) **純再生産率**；総再生産率から，次代の母親になるまでの死亡率を考慮したときの1人の母が産む女児数．
8) **妊産婦死亡率**；妊産婦死亡を出生(出産)数で割り，1万(10万)倍したもの．

9) 年齢(年齢階級)別死亡率；ある年齢(年齢階級)の死亡数をその年齢(年齢階級)の人口で割り，千倍したもの．

10) 年齢調整死亡率(訂正死亡率)；観察集団の各年齢(年齢階級)の死亡率と基準集団のその年齢(年齢階級)の積を求め，その積の各年齢(年齢階級)の総和を求め，基準集団の総人口で割ったもの．年齢調整死亡率は従前は訂正死亡率と呼ばれていたが，平成3年4月よりこの名称が使われるようになった．そして基準人口は日本国内の比較では昭和60年のモデル人口，世界各国の比較ではWHO人口(ヨーロッパ人口)である．

11) PMI(PMR)；50歳以上死亡割合(全死亡者中の50歳以上の人の割合；PMI：Proportional Mortality Indicator, PMR: Proportional Mortality Ratio)．しかし最近は，WHOなどの統計でも65歳以上死亡割合を使うことが増えている．

12) 罹患率；1年間の罹患数を人口で割り，10万倍したもの．

注意：平成7年1月より，死亡診断書，出生証明書，死産証書の様式が変更になり，疾病分類もICD-10(International Statistical Classification of Diseases and Related Health Problems, Tenth Revision 第10回修正国際疾病，傷害および死因統計分類)が採用された．よって死因の取り扱いにも若干の変更がみられ，保健統計数値にも変化がみられている．それらは大部分がみかけ上の変化で，実質はそれほど大きく変化はしていない．死亡統計をみるときにはその辺の注意が必要である．

LEVEL 2　13·1　人口静態

世界的にみると，人口は約73.8億人(2015年)で，2025年には82億人，2045年には95億人になると推計されている．歴史的には紀元元年で2億5,000万人，産業革命前の17世紀半ばで5億5,000万人，第2次大戦後の1950年で25億人，1960年で30億人，1970年で37億人，1980年で44億人，1990年で53億人と最近急激に増加していることがわかる．国別では中国が14億人で第1位，ついで，インド(13.1億)，アメリカ合衆国(3.2億)，インドネシア，ブラジル，パキスタン，ナイジェリア，バングラディッシュ，ロシア，日本の順となっている(2005年)．先進国は人口増減率が年0.3％程度と低く，発展途上国は年1.4％程度と高い．先進国は老年人口が多く，発展途上国は少ないなど世界的にみてアンバランスな部分が多い．日本国内の状況は以下のようになっている．

13·1·1　全国総人口

日本の**総人口**は1億2,671万人，男6,165万人，女6,505万人である(2017年10月現在)．過去1年間に22.7万人が減少し，増減率は−0.18％である．

日本の総人口の推移をみると，明治32年には4,300万人で，大正9年(第1回国勢調査：5,600万人)から平成29年までの97年間に7,070万人増加し，約2.26

表 13・1　わが国の人口の推移

	総人口[1] （千人）	人口増減率[2] （％）	人口密度 （1 km² 当たり）	人口性比 （女 100 対男）
昭和 25 年（1950）	83,200	1.75	226	96.3
30　（'55）	89,276	1.17	242	96.6
35　（'60）	93,419	0.84	253	96.5
40　（'65）	98,275	1.13	266	96.4
45　（'70）	103,720	1.15	280	96.4
50　（'75）	111,940	1.24	301	96.9
55　（'80）	117,060	0.78	314	96.9
60　（'85）	121,049	0.62	325	96.7
平成 2　（'90）	123,611	0.33	332	96.5
7　（'95）	125,570	0.24	337	96.2
12　（2000）	126,926	0.20	340	95.8
17　（'05）	127,768	△0.01	343	95.3
22　（'10）	128,057	0.02	343	94.8
27　（'15）	127,095	△0.11	341	94.8
29　（'17）*	126,706	△0.18	340	94.8

資料　総務省統計局「国勢調査報告」*は「人口推計（平成29年10月1日現在）」
注 1)　各年10月1日現在人口（昭和45年までは沖縄県を含まない）．
　　2)　人口増減率は，前年10月から当年9月までの増減数を前年人口で除したもの．
［国民衛生の動向，2018/2019］

倍となった（**表 13・1**）．

人口増減率　　人口増減率は，昭和10年までは年率1.4％前後でやや高かったが，その後，戦中・戦後の混乱期の異常な低下と上昇（第1次ベビーブーム）を経て，昭和25～30年は年率1.4％，昭和30～45年までは年率1.0％程度で推移し，第2次ベビーブームを含む昭和45～50年には出生率が上昇し人口増減率も年率で1.5％に上昇した．しかし，昭和48年をピークとした出生率低下の影響で人口増減率も低下し昭和50年は1.24％，昭和60年は0.62％，平成7年は0.24％，平成17年は−0.01％，平成27年には−0.11％となった．

13・1・2　人口ピラミッド，年齢別人口

人口ピラミッドは，その当時の社会的背景の影響を受けた出生・死亡の状況を写す鏡のようになっている．出生率が昭和46～49年をピークに年々減少しているため，人口ピラミッドは61～63歳と36～39歳を中心とした2つの膨らみをもつ型となっている（**図 13・1**）．

平成29年の総人口を年齢3区分別にみると，構成割合は，年少人口（14歳以下）が12.3％，生産年齢人口（15～64歳）が60.0％，老年人口（65歳以上）が27.7％で，以前に比べ人口の高齢化が急速に進んでいる．

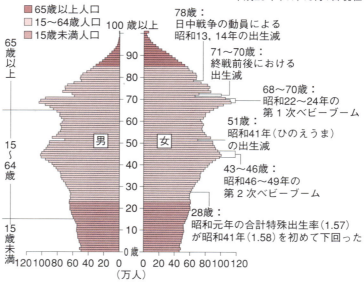

図13・1　わが国の人口ピラミッド
注　90歳以上人口については，省略した．
資料　総務省統計局「人口推計(平成29年10月1日現在)」
[国民衛生の動向，2018/2019]

13・1・3　将来推計人口

わが国の人口は今後減少する見込みである．2015年の総人口は1億2,709万人であったが，2055年には9,744万人と1億人を割り，2065年には8,808万人と現在の7割程度の規模になると推計されている．今後50年で約3,900万人の減少が見込まれる．この間，年少人口(0～14歳)は1,589万人から898万人へと43%減少し(年少人口割合は12.5%から10.2%へと減少)，生産年齢人口(15～64歳)は7,727万人から4,527万人へと41%減少し(生産年齢人口割合は60.8%から51.4%へと減少)，老年人口(65歳以上)は3,380万人から3,382万人へと4%増加する．老年人口の増加は4%とわずかにみえるが，老年人口割合をみると26.6%から38.4%と大幅に増加している．

老年人口が急増するため，将来，生産年齢人口が扶養する従属人口(年少人口＋老年人口)指数がかなり急速に高まると予想される．

LEVEL 2　13・2　人口動態

人口動態5事象のうち，平成29年の死亡は平成28年に比べ増加したが，出生，死産，婚姻，離婚は減少した．

表 13・2 性別にみた死因順位別死亡数・死亡率（人口 10 万対）

死因	平成 29 年(2017)* 総数 死亡数	死亡率	男 死亡数	死亡率	女 死亡数	死亡率	28 ('16) 総数 死亡数	死亡率
全死因	1,340,433	1,075.4	690,704	1,138.4	649,729	1,015.6	1,307,748	1,046.0
悪性新生物	(1) 373,178	299.4	(1) 220,301	363.1	(1) 152,877	239.0	(1) 372,986	298.3
心疾患	(2) 204,203	163.8	(2) 96,151	158.5	(2) 108,052	168.9	(2) 198,006	158.4
脳血管疾患	(3) 109,844	88.1	(3) 53,151	87.6	(4) 56,693	88.6	(4) 109,320	87.4
老衰	(4) 101,787	81.7	(5) 25,886	42.7	(3) 75,901	118.6	(5) 92,806	74.2
肺炎	(5) 96,807	77.7	(4) 53,110	87.5	(5) 43,697	68.3	(3) 119,300	95.4
不慮の事故	(6) 40,395	32.4	(6) 23,151	38.2	(6) 17,244	27.0	(6) 38,306	30.6
誤嚥性肺炎	(7) 35,740	28.7	(7) 20,069	33.1	(7) 15,671	24.5	38,650	30.9
腎不全	(8) 25,135	20.2	(10) 12,569	20.7	(9) 12,566	19.6	(7) 24,612	19.7
自殺	(9) 20,431	16.4	(9) 14,308	23.6	(14) 6,123	9.6	(8) 21,017	16.8
血管性及び詳細不明の認知症	(10) 19,559	15.7	(15) 6,990	11.5	(8) 12,569	19.6	(14) 11,894	9.5

資料　厚生労働省「人口動態統計」

注 1) 死因分類は，平成 29 年は「ICD-10(2013 年版準拠)」，28 年は「ICD-10(2003 年版準拠)」によるものである．
　2)（　）内の数字は死因順位を示す．
　3)「誤嚥性肺炎」は平成 29 年より死因順位に用いる分類項目に追加しているため，28 年の順位はつけていない．また，28 年の死亡数は「J69 固形物及び液状物による肺臓炎」の数値である．
　4) 男の 8 位は「慢性閉塞性肺疾患(COPD)」で死亡数は 15,253，死亡率は 25.1 である．
　5) 女の 10 位は「アルツハイマー病」で死亡数は 11,191，死亡率は 17.5 である．
　6)「結核」は死亡数が 2,303，死亡率は 1.8 で第 30 位である．
　7)「熱中症」は死亡数が 633，死亡率は 0.5 である．
＊概数である．

[国民衛生の動向，2018/2019]

13・2・1　死亡，死産

平成 28 年の死亡数は約 130 万人で，死亡率(人口千対)は 10.5 である．

死因順位では，悪性新生物が昭和 56 年以降死因順位第 1 位を占めており，第 2 位は心疾患，第 3 位は肺炎，第 4 位は脳血管疾患となっている(昭和 60 年に順位が逆転したが平成 7 年に再逆転，平成 9 年に再再逆転し，現在にいたっている．これも ICD-10 の影響とみることができる)．この 4 大死因で死亡全体の約 61 % を占めるにいたっている(表 13・2)．

また，平成 7 年 1 月 17 日には，阪神・淡路大震災があり，5,488 人の死亡(直接死因：1〜6 月)があった．死亡の特徴は高齢女性の死亡が多い，大学生の死亡が比較的多いことであった．このため，死亡率は前年より上昇し，平均寿命も前年より下降した(男：76.38 歳；前年比 −0.19 歳，女：82.85 歳；前年比；−0.13 歳)．このように男女とも大幅に下降したのは，昭和 25 年以降初めてで，阪神・淡路大震災は人口動態統計にも大きな影響を及ぼしている．また，平成 22 年 3 月 11 日には，東北地方太平洋沖地震による東日本大震災(死者 15,800 人，行方不明者 3,500 人，2011 年 12 月警察庁発表)があり，これも人口動態統計に大きな影響を及ぼしている．

表 13・3　粗死亡率・年齢調整死亡率（人口千対）の推移

	粗死亡率[1]			年齢調整死亡率[2]	
	総数	男	女	男	女
昭和 25 年（1950）	10.9	11.4	10.3	18.6	14.6
35　（'60）	7.6	8.2	6.9	14.8	10.4
45　（'70）	6.9	7.7	6.2	12.3	8.2
55　（'80）	6.2	6.8	5.6	9.2	5.8
平成 2　（'90）	6.7	7.4	6.0	7.5	4.2
12　（2000）	7.7	8.6	6.8	6.3	3.2
22　（'10）	9.5	10.3	8.7	5.4	2.7
27　（'15）	10.3	10.9	9.7	4.9	2.5
28　（'16）	10.5	11.1	9.9	4.8	2.5
*29　（'17）	10.8	11.4	10.2	…	…

資料　厚生労働省「人口動態統計」
注 1)　年齢調整死亡率と併記したので粗死亡率と表したが，単に死亡率といっているものである．
　2)　年齢調整死亡率の基準人口は「昭和 60 年モデル人口」であり，年齢 5 歳階級別死亡率により算出した．
　*概数である．
[国民衛生の動向，2018/2019]

a．死亡率の年次推移

　わが国の死亡率（粗死亡率）は，明治から大正にかけては人口千対 20 台で推移してきた．昭和に入って初めて 20 を割り，昭和 16 年には 16.0 にまで低下した．

　戦後は，昭和 22 年に 14.6 であったものが，昭和 33 年には 7.4 とおよそ 10 年間で半減した．以後は，出生の減少および死亡の減少による人口の高齢化が進み，死亡率の急激な低下はみられなくなった（昭和 35, 37, 40, 45, 55 年など，インフルエンザの流行年には，前年より高い死亡率の年もみられる）．さらに，昭和 58 年ころからは，死亡率はむしろ漸増傾向となっているが，これは人口の高齢化進行の影響である．具体的数字は，昭和 55 年で 6.2，平成 2 年で 6.7，平成 12 年で 7.7，平成 22 年で 9.5，平成 28 年で 10.5 である．

　一方年齢調整死亡率では，近年，わずかにゆれはあるものの着実に減少しており，年齢構成を考慮すれば死亡状況は改善されていると判断される（表 13・3）．具体的数字は昭和 55 年で男 9.2，女 5.8，平成 2 年で男 7.5，女 4.2，平成 12 年で男 6.3，女 3.2，平成 22 年で男 5.4，女 2.7，平成 28 年で男 4.8，女 2.5 である．

b．年齢別死亡の状況

　死亡率を年齢別にみると，まず，新生児・乳児では，死亡率はかなり高い．その後の死亡率は急速に低下し 10〜14 歳で最低となり，40 歳ごろまでは緩やかに上昇する．そしてその後は高齢となるにつれて急速な上昇を示している．

　また，年齢階級別死亡率を年次別にみると，グラフは右にシフトし寿命が延びていることがわかる（図 13・2）．昭和 10 年の 20 歳前後のピークは結核死亡の影響を示している．性別にみると，男女とも同じ傾向を示しているが，すべての年

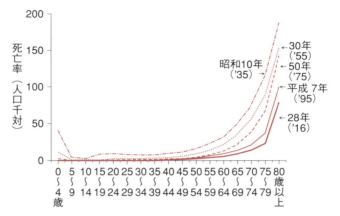

図 13・2　年齢階級別死亡率（人口千対）の年次比較
資料　厚生労働省「人口動態統計」

[国民衛生の動向, 2018/2019]

表 13・4　粗死亡率・年齢調整死亡率・乳児死亡率の国際比較

	粗死亡率[1]（人口10万対）		年齢調整死亡率[2]（人口10万対）		乳児死亡率（出生千対）	
日　　　　　　本	'16)	1,046.0	'16)	293.7	'16)	2.0
カ　　ナ　　ダ	'14)	754.1*	'13)	400.8	'13)	5.0
ア メ リ カ 合 衆 国	'15)	845.3	'15)	512.1	'15)	5.9
フ　ラ　ン　ス	'16)	896.2*	'12)	371.5	'15)	3.5
ド　　イ　　ツ	'16)	1,119.6*	'15)	444.9	'15)	3.3
イ　タ　リ　ア	'16)	1,014.2	'13)	367.4	'15)	2.9
オ　ラ　ン　ダ	'16)	877.5	'15)	398.3	'15)	3.3
ス ウ ェ ー デ ン	'16)	923.6	'15)	378.5	'15)	2.5
イ　ギ　リ　ス	'16)	913.4*	'15)	431.8	'15)	3.9
オ ー ス ト ラ リ ア	'15)	668.9	'15)	365.7	'15)	3.2
ニ ュ ー ジ ー ラ ン ド	'16)	664.4	'15)	404.9	'16)	3.6

資料　厚生労働省「人口動態統計」
　　　UN「Demographic Yearbook」
注 1）　死亡数を人口で除したいわゆる死亡率のことで，年齢調整死亡率と対比して粗死亡率としたものである．
　　2）　年齢調整死亡率の基準人口は世界標準人口による．日本も同様であるため数値は表 13・3 と異なる．
　　3）　＊は，暫定値．
　　4）　年齢不詳は，データに含めていない．

[国民衛生の動向, 2018/2019]

齢階級で男は女よりも高率である（昭和 27 年以降）．

　死因については，乳児（1 歳未満），幼児（1～4 歳）の第 1 位は先天奇形，染色体異常などであり，学童期（5～14 歳）では，不慮の事故，悪性新生物が多い．青少年（15～29 歳）では，自殺と不慮の事故が多く，外因子の割合が大きい．30～40歳代では，自殺と悪性新生物，50 歳代では悪性新生物，心疾患が多い．55 歳以上では悪性新生物，心疾患，脳血管疾患，肺炎が大きな割合を占めている．

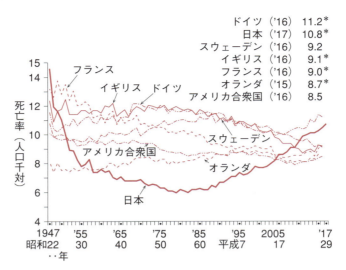

図 13・3　死亡率（人口千対）の年次推移―国際比較

資料　厚生労働省「人口動態統計」
　　　UN「Demographic Yearbook」
　　　U.S. Department of Health and Human Services「National Vital Statistics Reports」
　　　Eurostat「Population and Social Conditions」
注　　ドイツの1990年までは旧西ドイツの数値である．*は概数である．
〔国民衛生の動向，2018/2019〕

c．死亡率の国際比較

　わが国の粗死亡率（人口10万対）はカナダ，オーストラリア，ニュージーランドなどの諸国より高いが，年齢調整死亡率（人口10万対）は諸外国に比べ，低くなっている．また，乳児死亡率（出生千対）は，諸外国に比べて低くなっている（**表13・4**，**図13・3**）．

d．主要死因

　前述のごとく平成7年1月より，死亡診断書，出生証明書，死産証書の様式が変更になり，死因統計分類もICD-10が採用された．よって死因の分類体系，原死因選択のルールにも若干の変更がみられた．よって保健統計数値にも変化がみられ，とくに時系列でみる場合注意が必要である．

　1）悪性新生物

　悪性新生物の死亡数は，平成29年は前年より192人増え，37.3万人であった．死因順位は昭和56年以来第1位である（**図13・4**，**図13・5**）．

　全死亡中に占める割合も，昭和10年の4.3％から，昭和35年は13.3％，平成2年は26.5％，平成12年は30.7％と増加の一途をたどっていたが平成22年は29.5％，平成28年は28.5％と減少した．

　死亡率は戦前は人口10万対70前後であったが，戦後は昭和22年の69.0から年々上昇し，昭和35年は100を超え，平成2年は177.2，平成12年は235.2，平

13・2 人口動態

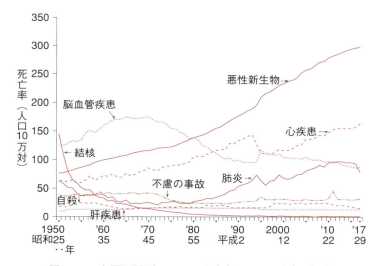

図 13・4　主要死因別にみた死亡率(人口 10 万対)の推移
資料　厚生労働省「人口動態統計」
注　　1)　平成 6 年までの死亡率は旧分類によるものである.
　　　2)　平成 29 年は概数である.

［国民衛生の動向，2018/2019］

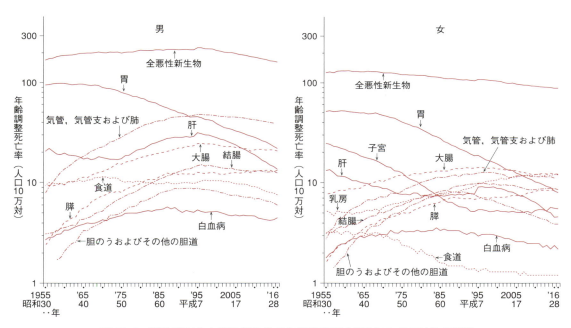

図 13・5　部位別にみた悪性新生物の年齢調整死亡率(人口 10 万対)の推移
資料　厚生労働省「人口動態統計」
注　　1)　大腸は，結腸と直腸 S 状結腸移行部および直腸を示す. ただし，昭和 40 年までは直腸肛門部を含む.
　　　2)　結腸は，大腸の再掲である.
　　　3)　肝は，肝および肝内胆管を示す.
　　　4)　年齢調整死亡率の基準人口は「昭和 60 年モデル人口」である.

［国民衛生の動向，2018/2019］

成22年は279.7,平成28年は298.3となった.男女別にみると,男では,昭和25年の3万2,670人から増加をつづけ平成28年には21万9,785人となって約65年間で約6.7倍となっている.女では,昭和25年の3万1,758人から,平成28年には15万3,201人となって約65年間で約4.8倍となっている.

主な悪性新生物について男女別に年次推移をみると,部位によって特徴ある傾向がみられる.

①胃の悪性新生物による死亡数は,平成28年で男3.0万人,女1.6万人である.男では昭和59年をピークに,女では昭和54年をピークに減少または減少傾向を示している.その要因としては日本人の生活様式の変化,医療技術の進歩などが考えられる.また,悪性新生物全体に占める割合も減少傾向にあり,平成28年で男13.6％,女10.2％である.昭和55年に比べると男は約0.96倍,女は0.80倍となっており,ともに減少傾向である.

②大腸の悪性新生物による死亡数は,平成28年で男2.7万人,女2.3万人である.昭和55年と比べると,男は約3.5倍,女は約3.2倍となっており,ともに増加が続いている.

③肺の悪性新生物による死亡数は,平成28年で男は5.2万人,女は2.1万人で総計で第1位である.昭和55年と比べると男は約3.4倍,女は約3.7倍となっており,ともに増加が続いている.

④乳房では,女では,死亡数は平成28年で1.4万人で昭和55年と比べると約3.3倍となっている.昭和50年ころから急に増加している.

⑤子宮の悪性新生物による死亡数は,平成28年で女6,300人である.悪性新生物全体に占める割合も減少傾向にあり,昭和55年の8.0％から平成28年の4.1％に減少した.しかし,数自体は近年増加傾向にある.

悪性新生物の年齢調整死亡率の国際比較をすると,男では,悪性新生物全体でみるとほぼ中位の率であるが,胃については諸外国よりかなり高く,肺については低い方である.女では,悪性新生物全体でみると低率で,胃については諸外国よりかなり高く,肺は低位群に属し,乳房はかなり低いといえる.

2) 心疾患

平成28年の死亡数は19万8,006人で全死亡の15.1％を占め,死因順位は第2位である.死亡数,死亡順位の最近の変化は平成4年17.6万(2位),平成5年18万(2位),平成6年16万(2位),平成7年13.9万(3位),平成8年13.8万(3位),平成9年14万(2位),平成10年14.3万(2位),平成11～28年も2位である.全死亡に占める割合は昭和10年には3.4％,昭和30年には7.4％,昭和60年に18.8％と増加し,平成4,5年の20.5％がピークである.平成6年は18.1％,平成7～27年は15％台とほぼ安定していて,平成28年は15.1％である.平成6年以降の減少は死亡診断書の「心不全」の記載減少という分類変更のみかけ上の結果と判断される.

心疾患の死亡率は,戦前から昭和30年ころまでは人口10万対60台で推移してきたが,昭和35年に73.2,昭和45年は86.7となった.昭和55年には,100

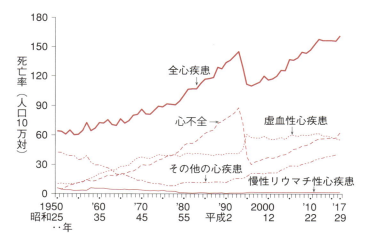

図 13·6 心疾患の死亡率(人口 10 万対)の推移
資料 厚生労働省「人口動態統計」
注 1) 「その他の心疾患」は,「全心疾患」から「虚血性心疾患」「心不全」「慢性リウマチ性心疾患」を除いたものである.
2) 平成 29 年は概数である.

［国民衛生の動向, 2018/2019］

を超え, 平成 2 年は 134.8, 平成 4 年 142.2, 平成 5 年 145.6 とピークに達し, 以後減少傾向で平成 6 年 128.6, 平成 7 年 112.0, 平成 8 年 110.8 と下がり, その後, 平成 12 年 116.8, 平成 17 年 137.2, 平成 22 年 149.8, 平成 27 年 156.5 と増加に転じている (**図 13·6**).

虚血性心疾患については, 昭和 25 年の死亡率は 9.9 で, 平成 7 年は 60.8 に上昇したが, その後低下し平成 10 年は 57.2, 平成 11 年は 58.9, 平成 16 年は 63.3 と再び上昇しほぼ同率で推移していたが, 近年はやや低下している.

心疾患は, 欧米諸国では死因順位の第 1 位を占める国が多い. 男女とも, アメリカ合衆国は日本の約 1.5 倍となっている.

3) 脳血管疾患

平成 28 年の死亡数は, 10 万 9,320 人で, 全死亡の 8.4%を占め, 死亡順位は第 4 位となっている.

戦前は人口 10 万対 170 前後であった死亡率は, 昭和 23 年には 117.9, 昭和 45 年の 175.8 をピークとし減少に転じ, 平成 2 年には 99.4, 平成 4〜6 年には 95.6〜96.9 となり, 平成 7 年には 117.9 と高値を示したが, 平成 9〜11 年は 110〜111 とやや低めになり, 平成 20 年までは 100 を超えていたが, 平成 22 年には 97.7 となり, 平成 28 年は 87.4 であった. 脳血管疾患のなかでも脳出血による死亡は昭和 35 年以降減少し, 平成 28 年には 25.6 となった. 脳梗塞による死亡は昭和 55 年ころまで増加した後低下傾向となり, 平成 7 年に上昇し, その後ゆるやかに減少し, 平成 28 年は 49.8 となっている.

4) 肺炎 (平成 6 年までは肺炎および気管支炎)

明治, 大正, 昭和初期の時代には死因の第 1 位を占め, 死亡率は人口 10 万対

100〜400であった．昭和30年代に入って，この死因による死亡は急速に減少し，昭和47年には過去最低の28.1となった．しかし，昭和55年ごろからは増加傾向に転じ，平成8年には低下し，その後また上昇に転じ，平成28年には95.4となった．死亡率が再度増加した要因は，人口高齢化による老人の日和見感染の増加（とくに80歳以上の高齢者では平成28年914.0と高率）と考えられる．

5）乳児死亡

死亡率は，大正末期までは，人口10万対150以上であり，戦前は85前後であった．昭和22年は76.7，昭和50年は10.0，平成2年は4.6，平成6年は4.2，平成16年は2.8，平成22年は2.3，平成28年は2.0と世界のトップレベルにある．死因の第1位は先天異常（先天奇形，変形および染色体異常）である．

6）死産

死産とは，妊娠12週以後の死児の出産であるが，平成7年より，ICD-10の適用により後期死産の定義が「妊娠満28週以後」から，「22週以後」に変更された．

自然死産は昭和36年の54.3をピークに減少し，平成2年は18.3，平成6年は15.4，平成11年は13.7，平成16年は12.5，平成22年で11.2，平成28年は10.1である．

人工死産は昭和33年の50.5から低下傾向となり，昭和49年の16.4以降やや上昇し，平成2年には23.9，最近やや減少し平成6年は18.1，平成11年17.9，平成16年17.5，平成22年で13.0，平成28年は10.9である．

ひのえうま　　自然・人工死産いずれも，昭和41年前後は丙午（ひのえうま）の影響で数値が乱れている．

7）都道府県別年齢調整死亡率（訂正死亡率）

昭和60年のモデル人口を基準人口として平成7年の年齢調整死亡率をみると，男は中部で低く，男女とも近畿西部で高い傾向がみられる．これには阪神大震災が影響している．また，平成27年の年齢調整死亡率をみると，男は長野，滋賀，福井，奈良，京都で低く，青森，秋田，岩手，和歌山，鳥取で高い．女は長野，島根，岡山，熊本，滋賀で低く，青森，福島，茨城，栃木，和歌山で高い傾向がみられる．男女とも青森で死亡率が高く，長野で低い．

13·2·2　出　　生

a．出生の動向

日本の出生率は，第2次大戦後の昭和24年ころまで人口千人に対し約30前後で推移し，国際的にも出生率の高いグループに位置していた．しかし，以後は急激な下降をたどり，昭和36年にはそれまでの最低である16.9を記録し，ほぼ西欧なみの水準となった．昭和41年前後の特殊な変動を無視すれば，昭和37年を境に出生数，出生率ともやや上昇傾向に転じ，昭和46〜49年までは出生数200万人台を超え，第2次ベビーブームといわれた．その後は出生数は減少し，昭和

表 13・5 出生数・出生率・再生産率の推移

	出生数	出生率[1] （人口千対）	合計特殊 出生率[2]	総再生産率	純再生産率
昭和 25 年 (1950)	2,337,507	28.1	3.65	1.77	1.50
35 ('60)	1,606,041	17.2	2.00	0.97	0.92
45 ('70)	1,934,239	18.8	2.13	1.03	1.00
55 ('80)	1,576,889	13.6	1.75	0.85	0.83
平成 2 ('90)	1,221,585	10.0	1.54	0.75	0.74
12 ('00)	1,190,547	9.5	1.36	0.66	0.65
17 ('05)	1,062,530	8.4	1.26	0.61	0.61
22 ('10)	1,071,304	8.5	1.39	0.67	0.67
27 ('15)	1,005,677	8.0	1.45	0.71	0.70
28 ('16)	976,978	7.8	1.44	0.70	0.70
*29 ('17)	946,060	7.6	1.43	…	…

資料　厚生労働省「人口動態統計」，国立社会保障・人口問題研究所「人口統計資料集」
注 1)　昭和 25～41 年は総人口を，昭和 42 年以降は日本人人口を分母に用いている．
　 2)　15～49 歳の各歳別日本人女性人口を分母に用いている．
　 *　概数である．

[国民衛生の動向，2018/2019]

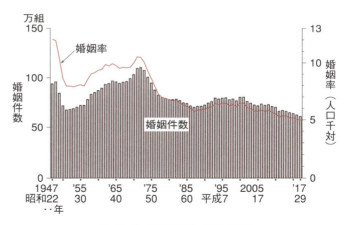

図 13・7　婚姻件数・率の推移
資料　厚生労働省「人口動態統計」
注　　平成 29 年は概数である．

[国民衛生の動向，2018/2019]

52 年には 180 万を割り，昭和 55 年には 160 万，昭和 61 年には 140 万，平成元年には 130 万を割る事態となった．平成 9 年以降は女性人口 (15～49 歳) の減少などにより，平成 10 年，12 年を除き減少を続け，平成 27 年に微増したが，平成 28 年には再び減少し，97.7 万人となった．出生率も 7.8 となった．（**表 13・5**）．

合計特殊出生率　　再生産率をみると，平成 15 年には 1.29 ショック [合計特殊出生率 (粗再生産率) が 1.3 を割り，しかも前年より 0.03 減少した] を経験し，その後やや持ち直して

純再生産率　　平成 28 年の合計特殊出生率 (粗再生産率) は 1.44，総再生産率，純再生産率も 0.70，0.70 となった．また，世界先進各国の合計特殊出生率をみると，近年高値なのがフランス (1.92, 2016 年)，スウェーデン (1.85, 2016 年)，アメリカ (1.82,

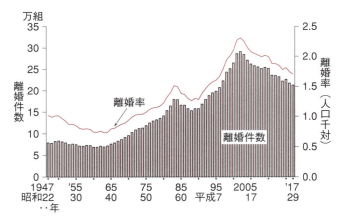

図 13・8　離婚件数・率の推移
資料　厚生労働省「人口動態統計」
注　平成 29 年は概数である．

[国民衛生の動向，2018/2019]

2016 年)で，日本(1.43，2017 年)，イタリア(1.34，2016 年)は低値である．

b. 都道府県別出生

平成 29 年の合計特殊出生率の概数をみると，低率県は東京，北海道，宮城，京都，奈良，神奈川，千葉など，概して大都市と周辺地域が低く，高率県は沖縄，宮崎，島根，長崎，鹿児島などである．

13・2・3　婚姻，離婚

婚姻，離婚は社会変化を大きく反映する．終戦直後の人口移動による婚姻の増加，昭和 46〜49 年の第 1 次ベビーブームの子供たちが結婚期に入ったことによる婚姻の増加，女性の社会進出に伴う離婚の増加などはその例である．

婚姻件数は，昭和 45〜49 年には年 100 万件以上であり，その後昭和 62 年までは減少傾向であったが，最近はほぼ横這いから減少傾向となり，平成 29 年では 61 万件で，婚姻率は人口千人に対し 4.9 である（図 13・7）．

離婚件数は，戦後〜昭和 30 年代までは減少傾向であったが，昭和 40 年代から増加傾向となり，昭和 58 年には 18 万件とピークとなった．その後は減少傾向であったが，平成 3 年より増加傾向，平成 14 年より減少傾向となった．平成 29 年では 21 万件で，離婚率は人口千人に対し 1.70 で前年(1.73)を下回った（図 13・8）．

14 統計図表の作成と分類

KEY WORDS
統計図表の作成基準　単純化　正確性　錯覚回避　カテゴリー
時系列　統計図表の分類　絵図表　統計地図　幾何図表

　いままで学んできた統計量の算出法，推定，検定の結果を図表化する場合を考えよう．シンプルでしかもインパクトの強いものを描くことを考えよう．そのためにはいくつかの原則やどのような図表を選んだらよいかも検討しよう．

LEVEL 2　14・1　統計図表の作成基準

(1) 単純化と正確性に力点をおく．
(2) 比較するものは並べる（近くに置く）．
(3) 重要なものは強調する．
(4) 目盛り線にカットを入れ，錯覚回避をする．
(5) カテゴリーに順序があるかどうか注意する．
(6) カテゴリーに順序のある場合，色の濃淡を階級順にする．
(7) 数値表現は1次元が原則．
(8) 時系列は左から右へ動く．
(9) 基線はやや太くする．
(10) 時系列表現では左右の垂線はとくに太くしない．
(11) 線図の線は基線よりも太く．
(12) 表題は上下に書く．
(13) 複数の線を描くときには，線種，色を変える．
(14) 縦目盛りの単位は上方に，横目盛りなら右に書く．
等の点に注意する必要がある．

LEVEL 2　14・2　統計図表の分類

絵図表　　　　統計図表は絵図表，統計地図，幾何図表に 3 分される（**表 14・1**，**図 14・1～**
統計地図　　　**14・12**）．
幾何図表　　　表 14・1 の 3～12 および図 14・3～14・11 は幾何図表に含まれる．

表 14・1　統計図表の分類

	図表の目的	注意事項
1. 絵 図 表	興味を直感にアピール	長さか面積かはっきりと
2. 統 計 地 図	地理的分布をあらわす	凡例に注意
3. 点 図 表	大小・密集程度の明確化	重なりすぎると識別不可
4. 面 積 図	量の比較を 2 次元で示す	図形はシンプルに
5. 散 布 図	2 つの項目 (量的データ) 間の相関をみる	目盛り，区分に注意
6. クモの巣図表	多項目データ相互のパターンをみる	項目の配列は対応に注意
7. 棒 図 表	統計値の大きさを比較	高さ (長さ) であらわす 隣の棒とは間隔をおく 基線を 0 とする
8. 内訳付棒図表	統計値の大きさと内訳の両方を同時に比較	対応する区分は点線で結ぶ
9. パ イ 図 表	分類されたデータの内訳・分布を示す	強調するパイは切り出して描く パイにも表題，実数などを記入
10. 帯 図 表	パイ図表同様内訳をあらわすが，とくに比較や推移を表現	群間で対応する分類区分を点線で結ぶ
11. ヒストグラム	階級分類した量的データの分布の様子を示す	度数は柱の面積であらわす 連続データでは柱と柱をつける
12. 線 図 表	順序のあるデータ，とくに時系列データの表現に適す	目盛省略のときはカットを入れる 1 つの図にいくつものグラフを描くとき，線種や色で区別する

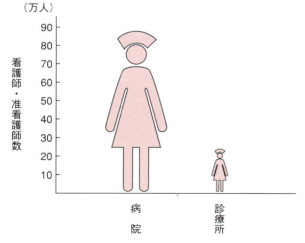

図 14・1　絵図表
興味を直観的にアピールできる (高さで表現している．面積でないことに注意)．
就業先別看護師，准看護師数 (2010 年)

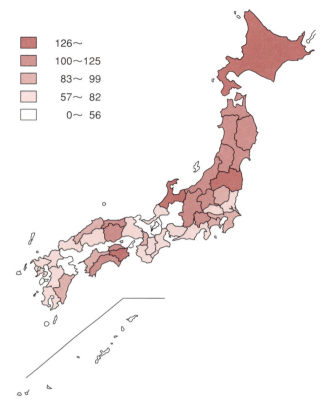

図14・2 統計地図
地理的分布を示す．色の濃淡で表現している（やや北に多い，という緯度との関係を示すことができる）．
疾患Aの患者数：人口100万対(2010年)

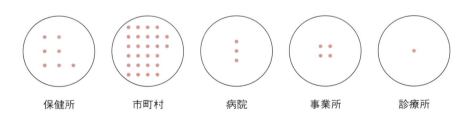

図14・3 点図表
密集の程度で大小（多寡）を示す．
保健師の就業先(2010年)
1点：千人

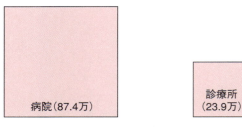

図14・4 面積図
表現している内容は図14・1と同じだが，面積（図14・4）で表現するか，高さ（図14・1）で表現するかによって大分印象がちがう．
就業先別看護師，准看護師数（2010年）

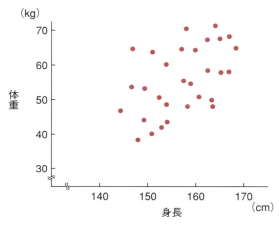

図14・5 散布図
（正負の）相関があるかないかが目視で判断可能．
身長と体重の散布図

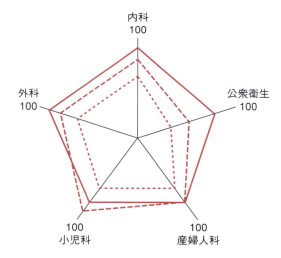

図14・6 クモの巣図表
5科目の得点分布．5項目のどこに特徴があるのか，データ相互のパターンを比べる．

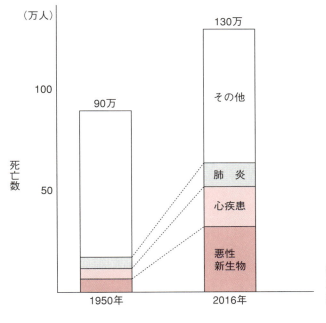

図 14・7　内訳付棒図表
変化の程度と大きさ，内訳を比較．
死因別死亡数の推移

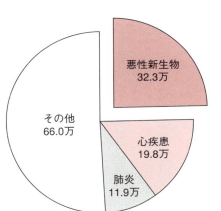

図 14・8　パイ図表
内訳分布を示す．強調したいものを切り出す．
死因別死亡数(2016 年)

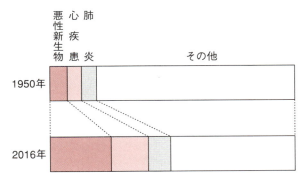

図 14・9　帯図表
比較推移の表現に便利．
死因別死亡比率の推移

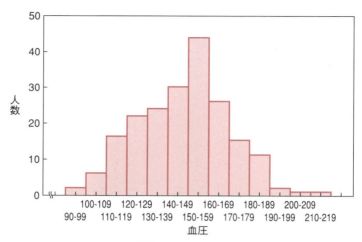

図14・10　ヒストグラム
量的データの分布表現に便利．
収縮期血圧の分布

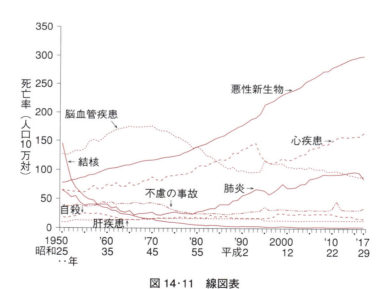

図14・11　線図表
関連がありそうな複数の時系列データの表現．
主要死因別にみた死亡率の年次推移

資料　厚生労働省「人口動態統計」
注　1) 平成6年までの死亡率は旧分類によるものである．
　　2) 平成29年は概数である．

［国民衛生の動向，2018/2019］

15 コンピュータを活用した統計解析の一例

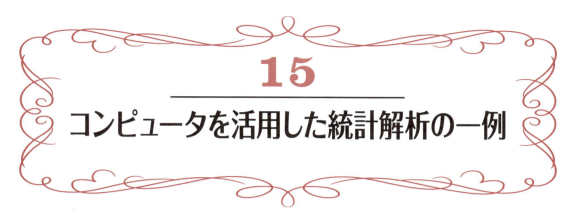

KEY WORDS
EXCEL　分析ツール　統計関数

　今後，医療，保健の分野でも情報化は急速に進むと考えられる．そして，それらにうまくとけ込み，上手に利用する事が看護師，保健師としても必ず必要になる．ここでは，その最初の一歩を考える事にしよう．

◆ LEVEL 4 ◆

15・1　コンピュータの活用

　コンピュータの活用を考える際，分析ツール，統計関数に精通していると，効率的な活用が可能である．ここではその初歩について考えよう．

15・1・1　分析ツールの活用（統計データを分析する方法）

　統計データを分析する方法は種々考えられるが，ここでは簡単な分析ツールの活用を考えよう．分析ツールはほとんどの表計算ソフトに付随しており，EXCEL（マイクロソフト），三四郎（ジャストシステム）等が代表的なものであろう．この中でとくに EXCEL はもっとも使用頻度の高い表計算ソフトであるので，このソフトの分析ツールについて概説しよう．他のソフトもほぼ同様な統計関数を装備している．

EXCEL 　　EXCEL には，分析ツールと呼ばれるデータ分析ツールが用意されている（**表15・1**）．これらのツールを使うと，複雑な統計や計算に基づく分析を簡単に実行できる．これらのツールを使う場合は，必要な分析ツールを選択し，パラメータに必要な値を代入することまたは範囲選択することにより，計算結果が返ってくる．

　各ツールでは，統計または技術計算用のマクロ関数を使ってデータを分析し，

表 15・1　データ分析ツール

1. 分散分析：一元配置
2. 分散分析：繰り返し分析ツールを使った二元配置
   分散分析：繰り返しのある二元配置
   分散分析：繰り返し分析ツールを使わない二元配置
3. 相関分析ツールと数式
   測定単位を無視して，2つのデータグループの関係を測定する．
4. 共分散分析ツールと数式
   各データ要素に対応する平均から，データ要素の偏差を求め，その積の平均を返す．共分散は2つのデータグループの関係を求める方法の1つである．
   共分散分析ツールを使うと，2つのデータグループが一緒に変化するかどうかを調べることができる．
5. 基本統計量分析ツール
   入力範囲のデータを対象に，一変量による基本統計量を調べ，対象となるデータの主要な傾向と変動に関する情報を出力する．
6. 回帰分析ツール
   線形回帰分析を行う．
7. 指数平滑分析ツールと数式
   前回の観測値と予測値との誤差を調整することにより，前回の予測値に基づいてデータを予測する．
8. F 検定：等分散性の検定分析ツール
   2つの母集団の分散を比較するには，2つの標本を使った F 検定を行う．
9. フーリエ解析分析ツール
   データを変換する高速フーリエ変換（FFT）を使って線形システムの解を求め，周期データを分析する．
10. ヒストグラム分析ツール
    対象となるデータとデータ区間のセル範囲の個別頻度と累積頻度を計算する．
11. 移動平均分析ツールと数式
12. 乱数発生分析ツール
13. 順位と百分位数分析ツール
14. サンプリング分析ツール
    t 検定：一対の標本による平均の差の検定分析ツールについて
    t 検定：分散が等しいと仮定した2標本による検定分析ツール
    t 検定：分散が等しくないと仮定した2標本による検定分析ツールと数式
    z 検定：2標本による平均の差の検定分析ツール

その結果を出力テーブルに表示する．出力テーブルだけでなく，グラフを出力するツールもある．使用できる分析ツールの一覧を表示するには，［ツール］メニューの［分析ツール］をクリックする．［ツール］メニューに［分析ツール］コマンドが表示されない場合は，EXCEL のセットアッププログラムをもう一度実行し，分析ツールアドインを組み込む必要がある．分析ツールを組み込んだ後，［ツール］メニューの［アドイン］コマンドを使って登録する．これらのツールを使うには，分析する統計や技術計算の特定の分野を理解している必要がある．

このツールについて，EXCEL のヘルプと本テキストの対応を中心に，解説しよう．

本テキストでは，表 15・1 の 4. 7. 9. 11. 12. 13. に関しては取り扱っていない．

取り扱っているのは 1, 2, 3, 5, 6, 8, 10, 14 であり，対応する章，節，題目は以下のようである．

1. 分散分析：一元配置は「12・1 一元配置分散分析」
2. 分散分析：繰り返し分析ツールを使った二元配置は「12・2 二元配置分散分析」
3. 相関分析ツールと数式は「5・1 相関係数」と「5・3 順位相関係数」
5. 基本統計量分析ツールは「3 代表値」と「4 散布度」のほとんど
6. 回帰分析ツールは「5・4 回帰直線」
8. F 検定：等分散性の検定分析ツールは「10・1・2 母分散の検定」
10. ヒストグラム分析ツールは「2・2 度数分布表」
14. サンプリング分析ツールは「10・1 対応のない2組の平均値の差の検定」と「10・2 対応のある2組の平均値の差の検定」

このように対応するツールがある場合には，自分で計算式を考えながら，電卓，表計算ソフトを使うよりも，速く，正確である．何度か使う可能性のあるものはここで使い方を覚えてしまおう．

15・1・2　統計関数について

統計関数は，データ範囲の統計分析を行う．たとえば，統計関数を使って，回帰直線の傾き，y 切片などの数値の集合によって描かれる直線や，直線上の値に関する統計情報を確認することができる．

統計関数もほとんどの表計算ソフトには付随しており，もっとも使用頻度の高い表計算ソフトである EXCEL の統計関数について概説しよう．なお，EXCEL にはほかにも多くの財務，および技術計算のワークシート関数が用意されているが，ここでは統計関数のみに限定し，その一部(AVERAGE, CONFIDENCE, CORREL, STDEV)についてのみ解説する．ほかも同様であるので，例にならって使い方を検討していただきたい．ほかの表計算ソフトもほぼ同様な統計関数を装備している．

表 15・2 に EXCEL で利用可能な統計関数を示す．

使用できるワークシート関数の一覧を表示するには，数式バーの[数式の編集]をクリックし，さらに[関数ウィザード]の右端にある下向き矢印をクリックする(または，[f_x]（関数の挿入）をクリックする)．必要な関数を選択し，パラメータに必要な値を代入することにより，計算結果が返ってくる．

a. AVERAGE

引数の（数学的な）平均値を返す．
●書式
AVERAGE(数値 1, 数値 2, …)
数値 1, 数値 2, …；平均を求める数値データを指定する．引数は 1〜30 個まで

表 15·2　EXCEL で利用可能な統計関数

関　数	機　能
AVEDEV	データ全体の平均値に対するそれぞれのデータの絶対偏差の平均を返す
AVERAGE	引数の（数学的な）平均値を返す
AVERAGEA	引数リストに含まれる値の（数学的な）平均値を計算する
BETADIST	累積 β 確率密度関数を返す
BETAINV	累積 β 確率密度関数の逆関数を返す
BINOMDIST	個別項の二項分布の確率を返す
CHIDIST	片側カイ 2 乗（χ^2）分布の確率を返す
CHIINV	カイ 2 乗（χ^2）分布の逆関数を返す
CHITEST	カイ 2 乗（χ^2）検定を行う
CONFIDENCE	母集団に対する信頼区間を返す
CORREL	2 つの配列データの相関係数を返す
COUNT	引数リストの各項目に含まれる数値の個数の合計を返す
COUNTA	引数リストの各項目に含まれるデータの個数の合計を返す
COVAR	共分散を返す
CRITBINOM	累積二項分布の値が基準値以上になるような最小の値を返す
DEVSQ	標本の平均値に対する各データの偏差の平方和を返す
EXPONDIST	指数分布関数を返す
FDIST	F 確率分布を返す
FINV	F 確率分布の逆関数を返す
FISHER	x の値に対するフィッシャー変換を返す
FISHERINV	フィッシャー変換の逆関数を返す
FORECAST	既知の値を使用し，将来の値を予測する
FREQUENCY	範囲内でのデータの頻度分布を，縦方向の数値の配列として返す
FTEST	F 検定の結果を返す
GAMMADIST	ガンマ分布関数の値を返す
GAMMAINV	ガンマ累積分布関数の逆関数の値を返す
GAMMALN	ガンマ関数 $G(x)$ の値の自然対数を返す
GEOMEAN	正の数からなる配列またはセル範囲のデータの相乗平均を返す
GROWTH	既にわかっているデータを使用して指数曲線を予測し，指定された既知の y と既知の x のデータを使用して新しい x の配列に対する y の値を計算する
HARMEAN	1 組の数値の調和平均を返す
HYPGEOMDIST	超幾何分布関数の値を返す
INTERCEPT	既知の x と既知の y を通過する線形回帰直線の切片を計算する
KURT	引数として指定したデータの尖度を返す
LARGE	1 組のデータの中で順位番目に大きなデータを返す
LINEST	最小二乗法を使って，指定したデータにもっともよく当てはまる直線を算出し，この直線を記述する係数と y 切片との配列を返す
LOGEST	回帰分析において，指定されたデータにもっともよく当てはまる指数曲線を算出し，この曲線を表す係数の配列の値を返す
LOGINV	x の対数正規型の累積分布関数の逆関数を返す
LOGNORMDIST	対数正規累積分布関数の値を返す
MAX	引数リストに含まれる最大の数値を返す
MAXA	引数リストに含まれる最大の数値を返す（理論値，文字列も比較）
MEDIAN	引数リストに含まれる数値のメジアン（中央値）を返す

表 15・2 （つづき）

関　数	機　　能
MIN	引数リストに含まれる最小の数値を返す
MINA	引数リストに含まれる最小の数値を返す（理論値，文字列も比較）
MODE	配列またはセル範囲として指定されたデータの中で，もっとも頻繁に出現する値（最頻値）を返す
NEGBINOMDIST	負の二項分布を返す
NORMDIST	指定した平均と標準偏差に対する正規分布関数の値を返す
NORMINV	指定した平均と標準偏差に対する正規累積分布関数の逆関数の値を返す
NORMSDIST	標準正規累積分布関数の値を返す
NORMSINV	標準正規累積分布関数の逆関数の値を返す
PEARSON	ピアソンの積率相関係数 r の値を返す
PERCENTILE	配列のデータの中で，百分率で率に位置する値を返す
PERCENTRANK	配列に含まれる値の中で，百分率を使った x の順位を返す
PERMUT	標本数個から抜き取り，数個を選択する場合の順列を返す
POISSON	ポアソン確率分布の値を返す
PROB	x 範囲に含まれる値が下限と上限との間に収まる確率を返す
QUARTILE	配列に含まれるデータから四分位数を抽出する
RANK	順序に従って範囲内の数値を並べ替えたとき，数値が何番目に位置するかを返す
RSQ	既知の y と既知の x を通過する回帰直線を対象に，r^2 の値を返す
SKEW	分布の歪度を返す
SLOPE	既知の y と既知の x のデータから回帰直線の傾きを返す
SMALL	1組のデータの中で順位（何番目に小さなデータか）を返す
STANDARDIZE	平均と標準偏差で決定される分布を対象に，標準化変量を返す
STDEV	引数を母集団の標本であるとみなして，母集団に対する標準偏差を返す
STDEVA	標本に基づいて標準偏差を計算する
STDEVP	引数を母集団全体であるとみなして，母集団の標準偏差を返す
STDEVPA	文字列や論理値を含む引数を母集団全体とみなして，標準偏差を計算する
STEYX	回帰直線の標準誤差を返す
TDIST	スチューデントの t 分布のパーセンテージ（確率）を返す
TINV	スチューデントの t 分布の t 値を，確率の関数と自由度で返す
TREND	既知の y と既知の x のデータを直線に当てはめ（最小二乗法を使って），その直線上で，指定した新しい x の配列に対する y の値を近似的に計算する
TRIMMEAN	データ全体の上限と下限から一定の割合のデータを切り落とし，残りの項の平均値を返す
TTEST	スチューデントの t 分布に従う確率を返す
VAR	引数を母集団の標本であるとみなして，母集団に対する分散を返す
VARA	標本に対する分散を計算する
VARP	引数を母集団全体であると仮定して，母集団の分散を返す
VARPA	引数を母集団全体とみなして，分散を計算する
WEIBULL	ワイブル分布の値を返す
ZTEST	z 検定の両側 P 値を返す

指定できる．

●解説

引数には，数値，あるいは数値を含む名前，配列，またはセル参照を指定する．

引数として指定した配列やセル参照に，文字列，論理値，または空白セルが含まれる場合，これらは無視される．ただし，値が0であるセルは，計算の対象となる．

●ヒント

AVERAGE関数では，空白セルは計算の対象にならないが，値が0であるセルは対象になる．引数のセル範囲を指定するときは，これらを区別する必要がある．［オプション］ダイアログボックス（［ツール］-［オプション］）の［表示］タブで［ゼロ値］チェックボックスがオフになっていると，値が0であるセルは空白セルと同じように表示されるので，とくに注意する．

●使用例（図15・1）

表2・2（7頁参照）の「ある病院を受診した患者の収縮期血圧」を例としよう．EXCELの表のA1からJ20までに，表2・2のデータが入っているとしよう．そこで，J21欄に"＝AVERAGE(A1：J20)"と入力すれば，"＝146"となり，非常に簡単に結果が出てくるし，例題3・1（16頁参照）の結果と同じであることが確認できよう．

b. CONFIDENCE

母集団に対する信頼区間を返す．信頼区間とは，標本平均の両側のある範囲のことである．たとえば，測定された血圧の上限，下限を推定できる．

●書式

CONFIDENCE(α, 標準偏差, 標本数)

α；信頼度を計算するために使用する有意水準を指定する．信頼度は100(1－

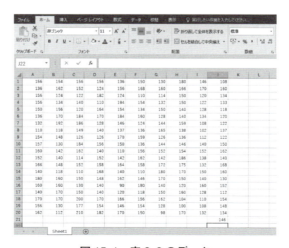

図15・1 表2・2のデータ

α)％で計算される．つまり，α＝0.05であるとき，信頼度は95％になる．

標準偏差；データ範囲に対する母集団の標準偏差を指定する．これは，既知であると仮定される．

標本数；標本数を指定する．

● 解説

引数に数値以外の値を指定すると，エラー値 #VALUE! が返される．

$\alpha \leq 0$ または $\alpha \geq 1$ である場合，エラー値 #NUM! が返される．

標準偏差 0 である場合，エラー値 #NUM! が返される．

標本数に整数以外の値を指定すると，小数点以下が切り捨てられる．

標本数＜1である場合，エラー値 #NUM! が返される．

$\alpha = 0.05$ と仮定した場合，標準正規分布曲線より下の領域で，全体の $(1-\alpha)$％ つまり 95％の範囲を計算する必要がある．この値は ±1.96 となる．その結果，信頼区間は式(8・2・3)(69頁参照)であらわされる．

● 使用例

例題8・1(69頁参照)．ある母集団の収縮期血圧の標準偏差は20 mmHgであるとされ，その中の30人について収縮期血圧を測定したところ平均が135 mmHgとなった．この母集団の収縮期血圧を信頼度95％で推定せよ．

$$135 \pm 1.96 \left(\frac{20}{\sqrt{30}} \right)$$

である．ここで信頼度95％は危険率0.05，標準偏差は20，標本数30であるので，"＝CONFIDENCE(0.05,20,30)" を EXCEL のセルに入力すると，"＝7.15677" と返されるので，よって結果は

$$= 135 \pm 7.15677 = 127.8 \sim 142.2 \, (\text{mmHg})$$

となる．

c． CORREL

2つの配列データの相関係数を返す．相関係数は，2つの特性の関係を判断するときに使用する．たとえば，収縮期血圧と拡張期血圧の相関関数を調べることができる．

● 書式

CORREL(配列1，配列2)

配列1；データが入力されたセル範囲を指定する．

配列2；もう一方のデータが入力されたセル範囲を指定する．

● 解説

引数には，数値，あるいは数値を含む名前，配列，またはセル参照を指定する．

引数として指定した配列またはセル参照に文字列，論理値，または空白セルが含まれる場合，これらは無視される．ただし，値が0であるセルは，計算の対象となる．

配列1と配列2に含まれるデータの個数が異なる場合，エラー値 #N/A が返

される.

配列1または配列2が空白である場合，または双方のデータのs(標準偏差)が0になる場合，エラー値 #DIV/0! が返される.

相関関数は式(5・1・1)または式(5・1・2)(34, 35頁参照)で計算できる.

● 使用例(図15・2)

例題5・1(35頁参照)を考え，次のように数値を入力し結果を求めよう.

"=CORREL({132, 102, 98, 100, 160, 126, 142, 104, 106, 146, 114, 108, 144, 123, 145, 132, 130, 129, 112, 134}, {76, 62, 64, 58, 86, 86, 98, 68, 64, 82, 68, 74, 84, 77, 90, 80, 72, 82, 72, 88})=0.851573" となる.

または，ワークシートのように A1 から A20 に 132, …134 が B1 から B20 に 76, …88 が入力されているときを考える. B21 欄に "=CORREL(A1:A20, B1:B20)" と入力すれば，"0.851573" と結果が出力される. どちらか，扱いやすい方で求めればよいが，いずれも非常に速く，正確な結果を求められる.

d. STDEV

引数を母集団の標本であるとみなして，母集団に対する標準偏差(不偏標準偏差)を返す. 標準偏差とは，統計的な対象となる値がその平均からどれだけ広い範囲に分布しているかを計量したものである.

● 書式

STDEV(数値1, 数値2, …)

数値1, 数値2, …；母集団の標本に対応する数値を指定する. 引数は1個から30個まで指定できる. 数値はセル範囲に対する参照であってもかまわない. 数値として文字列，論理値，空白セルの参照を指定すると，エラーになる.

TRUE や FALSE などの論理値，および文字列は無視される. 論理値および文字列を処理する場合は，STDEVA ワークシート関数を使う.

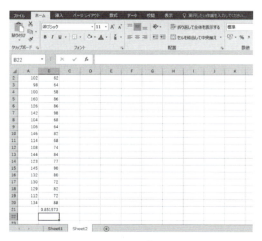

図15・2　例題5・1のデータと相関係数

15·1　コンピュータの活用　157

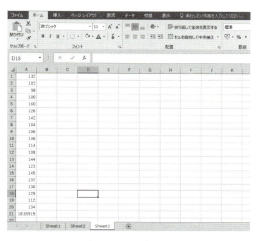

図 15·3　例題 4·1 のデータと標準偏差

●解説

STDEV 関数は，引数を母集団の標本であるとみなす．指定する数値が母集団全体である場合は，STDEVP 関数を使って計算する．

標準偏差は，非バイアス法または $n-1$ 法を使って計算される．

STDEV 関数は式 (4·2·6)(27 頁参照) を使って (不偏) 標準偏差を計算する．

●使用例 (図 15·3)

例題 4·1(27 頁参照)．20 人の収縮期血圧 (132, 102, 98, 100, 160, 126, 142, 104, 106, 146, 114, 108, 144, 123, 145, 132, 130, 129, 112, 134 mmHg) が示されている．これから (不偏) 標準偏差を求めよ．

"= STDEV (132, 102, 98, 100, 160, 126, 142, 104, 106, 146, 114, 108, 144, 123, 145, 132, 130, 129, 112, 134) = 18.0519 mmHg"

テキストの値とほぼ一致している．または，ワークシートのように A1 から A20 に 132, …134 が入力されているとき A21 欄に "= STDEV (A1：A20)" と入力すれば，"18.0519" と結果が出力される．

一部なりとも関数の威力，迅速性，正確性を味わっていただけたであろう．

資料

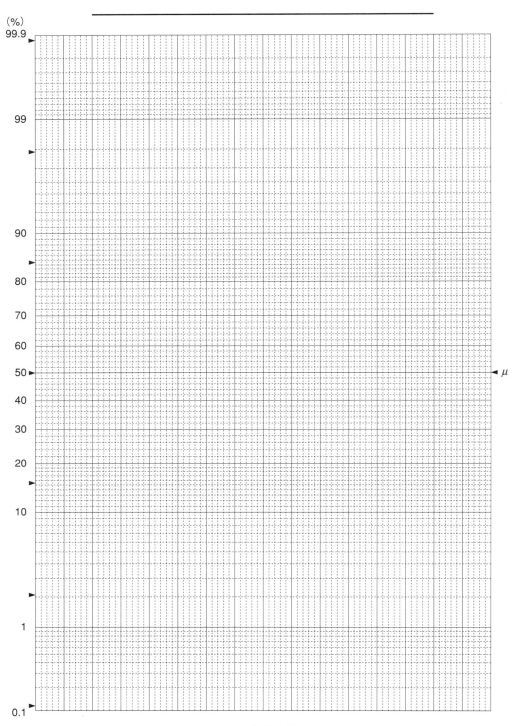

図　正規確率紙

練習問題解答

+2·1

4) 8

式(2·2·1)で求める

$$階級数 = 1 + (3.322) \log_{10} 120$$
$$= 1 + (3.322) \log_{10}(10^2 \times 1.2)$$
$$= 1 + (3.322)(\log_{10} 10^2 + \log_{10} 1.2)$$

$\log_{10} 10^2 = 2$，付表 1 より $\log_{10} 1.2 = 0.0792$

よって

$$階級数 = 1 + (3.322) \times 2.0792$$
$$= 7.9071024$$

近似値となる整数 8 を階級数とする．

+3·1

1) 83.83 mmHg

階級×度数の合計を度数の合計で割る．

$$\frac{10{,}060}{120} = 83.833333$$

2) 中央値：81.39 mmHg，25 パーセンタイル値：74.06 mmHg，75 パーセンタイル値：92.78 mmHg

中央値は式(3·2·1)で求める．

1 階級前までの累積度数 = 55

m 番目の階級下限値 = 80

標本数 = 120，階級幅 = 5

m 番目の階級の度数 = 18

よって

$$80 + \left(\frac{120}{2} - 55\right) \times \frac{5}{18} = 81.388889$$

25 パーセンタイル値は式(3·2·2)で求める．

$m-1$ 階級前までの累積度数 = 17

m 番目の階級下限値 = 70

標本数 = 120，階級幅 = 5

m 番目の階級の度数 = 16

よって

$$70 + \left(\frac{120 \times 25}{100} - 17\right) \times \frac{5}{16} = 74.0625$$

75 パーセンタイル値は式(3·2·2)で求める．

$m-1$ 階級前までの累積度数 $=85$

m 番目の階級下限値 $=90$

標本数 $=120$，階級幅 $=5$

m 番目の階級の度数 $=9$

よって

$$90 + \left(\frac{120 \times 75}{100} - 85\right) \times \frac{5}{9} = 92.77778$$

3) ① 77.65 mmHg

式(3·3·1)で求める．

m 番目の階級下限値 $=75$

前の階級の度数 $=16$

後の階級の度数 $=18$

階級幅 $=5$

よって

$$75 + \frac{18}{(16+18)} \times 5 = 77.647059$$

② 78.00 mmHg

式(3·3·2)で求める．

m 番目の階級下限値 $=75$

前の階級の度数 $=16$

m 番目の階級の度数 $=22$

後の階級の度数 $=18$

階級幅 $=5$

よって

$$75 + \frac{(22-16)}{(2 \times 22 - (18+16))} \times 5 = 78.000$$

③ 76.50 mmHg

式(3·3·3)で求める．

平均値は式(3·1·1)より 83.833

中央値は式(3·2·1)より 81.389

よって

$$83.833 - 3 \times (83.833 - 81.389) = 76.501$$

4) 287.74 個

幾何平均は式(3·1·3)，式(3·1·3′)で求める．付表1より

$\log 50 = 1.6990$

$\log 220 = 2.3424$

$\log 380 = 2.5798$

$\log 1640 = 3.2148$

$$\frac{1.6990 + 2.3424 + 2.5798 + 3.2148}{4} = 2.4590$$

付表 1 より，.4579 で 2.87，.4594 で 2.88．比例配分すると

$$287 + \frac{11}{16} = 287.69$$

Excel などでは

$$\sqrt[4]{50 \times 220 \times 380 \times 1{,}640} = 287.74$$

を直接導くことができる．対数表からの値は比例配分した概数なので，若干の狂いが生じる（正確には，対数では比例配分が適合しないことが問題である）．

関数電卓で

$$10^{2.4590} = 287.74$$

2.4590 の真数は 287.74

+4・1

1) 年齢　　　　分散：157.15 歳　　　　標準偏差：12.536 歳
   拡張期血圧　分散：107.148 mmHg　標準偏差：10.351 mmHg

年齢の平均値は

$$\frac{51 + 41 + 37 + \cdots + 48}{20} = 53.5$$

年齢の分散は式(4・2・1)より

$$\frac{(51 - 53.5)^2 + (41 - 53.5)^2 + (37 - 53.5)^2 + \cdots + (48 - 53.5)^2}{20} = 157.15$$

年齢の標準偏差は式(4・2・2)より

$$\sqrt{157.15} = 12.536$$

拡張期血圧の平均値は

$$\frac{76 + 62 + 64 + \cdots + 88}{20} = 76.55$$

拡張期血圧の分散は式(4・2・1)より

$$\frac{(76 - 76.55)^2 + (62 - 76.55)^2 + (64 - 76.55)^2 + \cdots + (88 - 76.55)^2}{20} = 107.148$$

拡張期血圧の標準偏差は式(4・2・2)より

$$\sqrt{107.148} = 10.351$$

2) 年齢　　　　不偏分散：165.421 歳　　　　不偏標準偏差：12.862 歳
   拡張期血圧　不偏分散：112.787 mmHg　不偏標準偏差：10.62 mmHg

年齢の不偏分散は式(4・2・3)より

$$\frac{(51 - 53.5)^2 + (41 - 53.5)^2 + (37 - 53.5)^2 + \cdots + (48 - 53.5)^2}{20 - 1} = 165.421$$

年齢の不偏標準偏差は式(4・2・4)より

$$\sqrt{165.421} = 12.862$$

拡張期血圧の不偏分散は式(4・2・3)より

$$\frac{(76-76.55)^2+(62-76.55)^2+(64-76.55)^2+\cdots+(88-76.55)^2}{20-1}=112.787$$

拡張期血圧の不偏標準偏差は式(4・2・4)より

$$\sqrt{112.787}=10.62$$

3) 年齢　　　範囲：49歳　　　平均偏差：9.9歳
　　拡張期血圧　範囲：40 mmHg　平均偏差：8.75 mmHg

年齢の範囲は最大値：86, 最小値：37 より

$$86-37=49$$

年齢の平均偏差は

$$\frac{|51-53.5|+|41-53.5|+|37-53.5|+\cdots+|48-53.5|}{20}=9.9$$

拡張期血圧の範囲は最大値：98, 最小値：58 より

$$98-58=40\text{ mmHg}$$

拡張期血圧の平均偏差は

$$\frac{|76-76.55|+|62-76.55|+|64-76.55|+\cdots+|88-76.55|}{20}=8.75$$

4) 年齢の変異係数　　　：23.43%(標準偏差), 24.04%(不偏標準偏差)
　　拡張期血圧の変異係数：13.52%(標準偏差), 13.87%(不偏標準偏差)

式(4・6・1)より

年齢の変異係数は

$$\frac{12.536}{53.5}\times100=23.43,\quad\frac{12.862}{53.5}\times100=24.04$$

拡張期血圧の変異係数は

$$\frac{10.351}{76.55}\times100=13.52,\quad\frac{10.620}{76.55}\times100=13.87$$

+5・1

1) 年齢と収縮期血圧の相関係数：0.6097

35～37頁より, 収縮期血圧の標準偏差：17.60 mmHg, 拡張期血圧の標準偏差：10.35 mmHg.

年齢の標準偏差は

$$\sqrt{\frac{60{,}388}{20}-\left(\frac{1{,}070}{20}\right)^2}=12.536$$

したがって相関係数は式(5・1・1)より

$$\frac{2{,}690.5}{20\times17.60\times12.536}=0.6097$$

2) 年齢と収縮期血圧の相関係数：0.5023

$$\frac{1{,}303.5}{20 \times 10.35 \times 12.536} = 0.5023$$

+5・2 順位相関係数：0.81

式(5・3・1)より

$$1 - \frac{6 \times 16}{8^3 - 8} = 0.81$$

+5・3
1) 年齢zから収縮期血圧xへの回帰：$x = 0.8560z + 78.5528$

年齢z，収縮期血圧xの標準偏差：12.536，17.60

相関係数：0.6097（練習問題5・1-1)の解答より）

$$\text{傾き } a = 0.6097 \times \frac{17.600}{12.536} = 0.8559923$$

$$\text{切片 } b = 124.35 - 134.525 \times \frac{53.5}{12.536^2} = 78.552812$$

2) 年齢zから拡張期血圧yへの回帰：$y = 0.4171z + 54.3621$

年齢z，拡張期血圧yの標準偏差：12.536，10.35

相関係数：0.5023（練習問題5・1-2)解答より）

$$\text{傾き } a = 0.5023 \times \frac{10.350}{12.536} = 0.41471$$

$$\text{切片 } b = 76.55 - 65.175 \times \frac{53.5}{12.536^2} = 54.3621$$

+6・1 男児3人：13,437人
男児2人，女児1人：38,392人
女児3人：11,607人

男児3人の場合

$$100{,}000 \times \left(\frac{105}{205}\right)^3 = 13{,}437.12$$

男児2人，女児1人の場合，1人の女児が何番目に生まれるかは3通りある．よって

$$100{,}000 \times 3 \times \left(\frac{105}{205}\right)^2 \left(\frac{100}{205}\right) = 38{,}391.78$$

女児3人の場合

$$100{,}000 \times \left(\frac{100}{205}\right)^3 = 11{,}607.49$$

+6・2

1) $_{10}P_3 = 10 \times 9 \times 8 = 720$
2) $_9P_6 = 9 \times 8 \times 7 \times 6 \times 5 \times 4 = 60{,}480$
3) $_5P_2 = 5 \times 4 = 20$

+6・3

1) $_{10}C_4 = \dfrac{10 \times 9 \times 8 \times 7}{4 \times 3 \times 2} = 210$

2) $_9C_5 = \dfrac{9 \times 8 \times 7 \times 6}{4 \times 3 \times 2} = 126$

9個中5個は，9個中4個と同じである．

3) $_5C_3 = \dfrac{5 \times 4}{2} = 10$

+7・1

1) 1,056 人

式(7・1・2)より

$$z = \frac{56-51}{4} = 1.25$$

付表3：標準正規分布表(2)より $z=1.25$ の外側の確率は .1056 であるから，

$10{,}000 \times 0.1056 = 1{,}056$

2) 668 人

$$z = \frac{45-51}{4} = -1.5$$

付表3：標準正規分布表(2)より $z=-1.5$ の外側の確率は .0668（左右対称のため）であるから，

$10{,}000 \times 0.0668 = 668$

3) 6,826 人

$$z = \frac{55-51}{4} = 1$$

$$z = \frac{47-51}{4} = -1$$

付表3：標準正規分布表(2)より $z=1$ の外側の確率は .1587 であるから，
$z=1$ の内側の確率は

$0.5 - 0.1587 = 0.3413$ である．

$z=-1$ の内側の確率も同じく 0.3413 である．

$0.3413 + 0.3413 = 0.6826$

$10{,}000 \times 0.6826 = 6826$

+7・2

1) 1人出る確率：0.2681

式(7・6・1)より

$$\frac{2.718^{-0.4} \cdot 0.4^1}{1!} = 0.2681$$

2) 2人出る確率：0.0536

$$\frac{2.718^{-0.4} \cdot 0.4^2}{2!} = 0.0536$$

3) 1人も出ない確率：0.6703

$$\frac{2.718^{-0.4} \cdot 0.4^0}{0!} = 0.6703$$

+8・1

1) $134.3 < \mu < 155.7$ mmHg

95％の信頼度では $\alpha = 0.05$，付表3：標準正規分布表(1)より $z = 1.96$
式(8・2・3)より信頼区間は

$$145 - 1.96 \frac{30}{\sqrt{30}} = 134.26$$

$$145 + 1.96 \frac{30}{\sqrt{30}} = 155.74$$

2) $130.9 < \mu < 159.1$ mmHg

99％の信頼度では $\alpha = 0.01$，付表3：標準正規分布表(1)より $z = 2.58$
信頼区間は

$$145 - 2.58 \frac{30}{\sqrt{30}} = 130.89$$

$$145 + 2.58 \frac{30}{\sqrt{30}} = 159.13$$

+8・2

1) $74.5 < \mu < 83.5$ mmHg

自由度 df は $25 - 1 = 24$，95％の信頼度 $\alpha = 0.05$ であるから，付表5より $t_{\frac{\alpha}{2}} = 2.064$
信頼区間は式(8・2・3′)より

$$79 - 2.064 \frac{11}{\sqrt{25}} = 74.46$$

$$79 + 2.064 \frac{11}{\sqrt{25}} = 83.54$$

2) $72.8 < \mu < 85.2$ mmHg

1)より $df = 24$，99％の信頼度では $\alpha = 0.01$ であるから，付表5より $t_{\frac{\alpha}{2}} = 2.797$
信頼区間は

$$79 - 2.797 \frac{11}{\sqrt{25}} = 72.85$$

$$79 + 2.797 \frac{11}{\sqrt{25}} = 85.15$$

+8·3

1) 210〜390 人

付表 3:標準正規分布表(1) より 95% の信頼度($\alpha=0.05$)では $z=1.96$
式(8·3·3),例題 8·5 より

$$標本比率 = \frac{30}{100}, \quad 標本偏差 = \frac{\sqrt{0.3 \times (1-0.3)}}{100} = 0.045826$$

信頼区間は

$$0.3 - 1.96 \times 0.0458 = 0.21007 \quad よって近似値は\ 0.210$$
$$0.3 + 1.96 \times 0.0458 = 0.38992 \quad よって近似値は\ 0.390$$

それぞれを 1,000 倍する.

2) 182〜418 人

付表 3:標準正規分布表(1) より 99% の信頼度($\alpha=0.01$)では $z=2.58$
信頼区間は

$$0.3 - 2.58 \times 0.0458 = 0.18163 \quad よって近似値は\ 0.182$$
$$0.3 + 2.58 \times 0.0458 = 0.41386 \quad よって近似値は\ 0.418$$

それぞれを 1,000 倍する.

+8·4

1) 有意である

式(8·4·1),例題 8·5 より

$$t = \frac{0.4 \times \sqrt{30-2}}{\sqrt{1-0.4^2}} = 2.309401$$

付表 5 より自由度 $df=30-2=28$ における t 値は,2.048.計算で得られた t 値はこれより大きいため,母相関係数は有意であるとみなせる.

2) $0.046 < \rho < 0.664$

式(8·4·3)より

$$標準誤差 = \frac{1}{\sqrt{30-3}} = 0.19245$$

$r=0.4$ のとき,式(8·4·2)より

$$z_r : \frac{1}{2} \times \ln\left\{\frac{(1+0.4)}{(1-0.4)}\right\} = 0.423649$$

付表 3:標準正規分布表(1) より 95% 信頼区間 $z=\pm 1.96$ であるから,式(8·4·4)より

$$z_\rho : z_{1.96} = 0.4236 + 1.96 \times 0.19245 = 0.8008$$
$$: z_{-1.96} = 0.4236 - 1.96 \times 0.19245 = 0.0464$$

式(8・4・5)より

$$相関係数_{1.96} = \frac{2.718^{2 \times 0.8008} - 1}{2.718^{2 \times 0.8008} + 1} = 0.664$$

$$相関係数_{-1.96} = \frac{2.718^{2 \times 0.0464} - 1}{2.718^{2 \times 0.0464} + 1} = 0.0464$$

+9・1

1) 差はない

式(9・2・1)より

$$z_0 = \frac{194 - 188}{\frac{25}{\sqrt{40}}} = 1.518$$

有意水準は両側検定5%であるので片側検定では2.5%であるから，付表3：標準正規分布表(1)より，$\alpha = 0.025$ のとき $z = 1.96$．したがって

$$z_0 = 1.518 < 1.96$$

となる．よって差はない

2) 大きいとはいえない

付表3：標準正規分布表(1)より，有意水準5%（片側検定）のとき $z = 1.64$ であるから，

$$z_0 = 1.518 < 1.64$$

となる．よって大きいとはいえない

+9・2 差はない

式(9・3・1)より

$$t_0 = \frac{195 - 188}{\frac{20}{\sqrt{30}}} = 1.917$$

付表5より，自由度 $df = 29$，有意水準5%（$\alpha = 0.05$）のとき $t = 2.045$ であるから，

$$t_0 = 1.917 < 2.045$$

となる．よって差はない

+9・3 みなせない

式(9・4・4)より

$$z_{0c} = \frac{|40 - 60 \times 0.5| - 0.5}{\sqrt{60 \times 0.5(1 - 0.5)}} = 2.453$$

付表3：標準正規分布表(1)より，有意水準5%（$\alpha = 0.05$）において $z = 1.96$ であるから，

$$z_{0c} = 2.453 > 1.96$$

となる．よって男女ほぼ半々に生まれるとはみなせない

+9・4　差はない

式(8・4・2)により ρ と r をそれぞれ z に変換すると

$$\rho = 0.7 \rightarrow z_\rho = 0.8673$$
$$r = 0.6 \rightarrow z_r = 0.6931$$

式(8・4・3)より z_r の標準誤差 s_r は

$$標準誤差 = \frac{1}{\sqrt{52-3}} = \frac{1}{7}$$

式(9・5・1)より

$$z_0 = (0.8673 - 0.6931) \times 7 = 1.2194$$

付表3：標準正規分布表(1)より 95%信頼区間 $z = 1.96$ であるから，

$$z_0 = 1.2194 < 1.96$$

となる．よって差はない

+10・1　差がある

式(10・1・1)より，

$$z_0 = \frac{15.6 - 13.4}{\sqrt{\frac{2.2^2}{80} + \frac{2.2^2}{100}}} = 6.667$$

付表3：標準正規分布表(1)より，有意水準 5%（$\alpha = 0.05$）において $z = 1.96$ であるから，

$$z_0 = 6.667 > 1.96$$

となる．よって差があるとみなせる

+10・2　差はない

母分散は等しいことを前提としているので必要ないが，確認のため計算する．式(10・1・2)より

$$F_0 = \frac{2.2^2}{1.8^2} = 1.494$$

ここで第1自由度 $df_1 = 30 - 1 = 29$，第2自由度 $df_2 = 25 - 1 = 24$ であるから，付表8：F 分布表(3)においてもっとも近い値の $df_1 = 30$，$df_2 = 24$ をみると $F = 2.209$ であるから，

$$F_0 = 1.494 < 2.209$$

となり，母分散は等しいと確認できる．

A病院の分散 $= 1.8^2 = 3.24$，B病院の分散 $= 2.2^2 = 4.84$ であるから，式(10・1・3)より

$$全体の分散\ \ s_p^2 = \frac{\{(25-1) \times 3.24\} + \{(30-1) \times 4.84\}}{25 + 30 - 2} = 4.115$$

よって，全体の標準偏差 $s_p = \sqrt{4.115} = 2.0286$ であるから，式(10・1・4)より

$$t_0 = \frac{13.7 - 12.8}{2.029\sqrt{\frac{1}{25} + \frac{1}{30}}} = 1.638$$

自由度 $df = 25 + 30 - 2 = 53$ であるから，付表5においてもっとも値の近い $df = 60$（$\alpha = 0.05$）では，$t = 2.000$．したがって

$t_0 = 1.638 < 2.000$

となる．よって差はない

+10・3　差はない

　母分散は等しくないため，ウェルチの方法で検定する．
　C病院の分散 $= 1.6^2 = 2.56$，D病院の分散 $= 2.5^2 = 6.25$ であるから式(10・1・3)より

$$\text{全体の分散}\quad s_p^2 = \frac{\{(10-1) \times 2.56\} + \{(15-1) \times 6.25\}}{10 + 15 - 2} = 4.806$$

よって，全体の標準偏差 $s_p = \sqrt{4.806} = 2.192$ であるから，式(10・1・5)より

$$t_0 = \frac{13.0 - 12.4}{2.192\sqrt{\frac{1}{10} + \frac{1}{15}}} = 0.670$$

式(10・1・6)より

$$\text{自由度}\ df = \frac{\left(\frac{1.6^2}{10} + \frac{2.5^2}{15}\right)^2}{\frac{\left(\frac{1.6^2}{10}\right)^2}{10-1} + \frac{\left(\frac{2.5^2}{15}\right)^2}{15-1}} = 22.989\ (\text{小数点以下は切り捨てて}\ 22\ \text{となる})$$

付表5より，$df = 22$，$\alpha = 0.05$ において $t = 2.074$．したがって

$t_0 = 0.670 < 2.074$

となる．よって差はない

+10・4　差がある

式(10・2・2)より，

$$t_0 = \frac{4.9}{\frac{5.4}{\sqrt{15}}} = 3.514$$

付表5より，自由度 $df = 15 - 1 = 14$，$\alpha = 0.01$ において $t = 2.977$．したがって

$t_0 = 3.514 > 2.977$

となる．よって差があるとみなせる

+10・5　差がある

　2つの治療法のそれぞれの治癒率は

$$\text{a の治癒率}:\frac{30}{55} = 0.545$$

$$\text{b の治癒率}:\frac{40}{55} = 0.727$$

全体の母比率の推定値は式(10・3・1)より

$$\text{母比率推定値} = \frac{55 \times 0.545 + 55 \times 0.727}{55 + 55} = 0.636$$

$$1 - \text{母比率推定値} = 0.364$$

式(10·3·2)より検定統計量は

$$z_0 = \frac{(0.727 - 0.545)}{\sqrt{0.636 \times 0.364 \times \left(\frac{1}{55} + \frac{1}{55}\right)}} = 1.984$$

付表3より有意水準5%において $z = 1.96$

$$z_0 = 1.984 > 1.96$$

となる．よって差があるとみなせる

+11·1 差はない

予防注射の効果

	予防注射；接種	予防注射；非接種	計
発　病	20(a)	40(b)	60(a+b)
非発病	30(c)	50(d)	80(c+d)
計	50(a+c)	90(b+d)	140(a+b+c+d)

式(11·2·2)より

$$\chi_{oc}^2 = \frac{\left(|30 \times 40 - 20 \times 50| - \frac{140}{2}\right)^2 \times 140}{50 \times 90 \times 60 \times 80} = 0.110$$

付表7において自由度 $df = 1$，有意水準 $\alpha = 0.05$ では $\chi^2 = 3.841$．したがって

$$\chi_{oc}^2 = 0.110 < 3.841$$

となる．よって差はない

+11·2

1) 差はない

例題11·3より

$$P = P_0 + P_1 + P_2 = {}_{10}C_0 \times 0.5^{10} + {}_{10}C_1 \times 0.5^{10} + {}_{10}C_2 \times 0.5^{10} = 0.055$$

両側検定であるため，この値を2倍して有意水準(0.05)と比較すると，

$$2P = 0.110 > 0.05$$

となる．よって差はない

2) 差はない

片側検定であるため，P を有意水準(0.05)と比較すると

$$P = 0.055 > 0.05$$

となる．よって差はない

+12·1 差がある

$$A \text{の平均}：\frac{126 + 144 + \cdots + 122}{9} = 135.333$$

Bの平均：$\dfrac{133+146+\cdots+128}{9}=148.111$

Cの平均：$\dfrac{147+148+\cdots+136}{9}=152.333$

全体の平均：$\dfrac{1,218(\text{Aの合計})+1,333(\text{Bの合計})+1,371(\text{Cの合計})}{27}=145.259$

式(12・1・4)より

$$\text{級間変動}=\{(135.333-145.259)^2+(148.111-145.229)^2+(152.333-145.259)^2\}\times 9$$
$$=1,411.856$$

式(12・1・6)より

$$\text{級間変動の不変分散}\ V_1=\dfrac{1,411.856}{3-1}=705.928$$

式(12・1・5)より

$$\text{誤差変動}=(126-145.259)^2+(144-145.259)^2+\cdots+(136-145.259)^2=3,584.889$$

式(12・1・6)より

$$\text{誤差変動の不変分散}\ V_E=\dfrac{3,584.889}{27-3}=149.370$$

式(12・1・7)より

$$F_1=\dfrac{705.928}{149.370}=4.721$$

付表8：F 分布表(4)より，自由度 (2, 24) において $F=3.403$ であるから，

$$F_1=4.721>3.403$$

である．よって差があるとみなせる

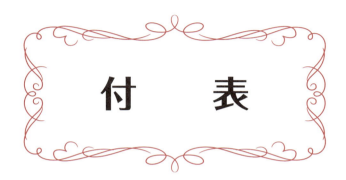

付表 1　対数表
付表 2　二乗表
付表 3　標準正規分布表
付表 4　ポアソン分布表
付表 5　t 分布表
付表 6　z 変換表
付表 7　カイ二乗 (χ^2) 分布表
付表 8　F 分布表
付表 9　ウィルコクソンの符合付順位検定表

付表1 対数表

N	0	1	2	3	4	5	6	7	8	9
1.0	.0000	.0043	.0086	.0128	.0170	.0212	.0253	.0294	.0334	.0374
1.1	.0414	.0453	.0492	.0531	.0569	.0607	.0645	.0682	.0719	.0755
1.2	.0792	.0828	.0864	.0899	.0934	.0969	.1004	.1038	.1072	.1106
1.3	.1139	.1173	.1206	.1239	.1271	.1303	.1335	.1367	.1399	.1430
1.4	.1461	.1492	.1523	.1553	.1584	.1614	.1644	.1673	.1703	.1732
1.5	.1761	.1790	.1818	.1847	.1875	.1903	.1931	.1959	.1987	.2014
1.6	.2041	.2068	.2095	.2122	.2148	.2175	.2201	.2227	.2253	.2279
1.7	.2304	.2330	.2355	.2380	.2405	.2430	.2455	.2480	.2504	.2529
1.8	.2553	.2577	.2601	.2625	.2648	.2672	.2695	.2718	.2742	.2765
1.9	.2788	.2810	.2833	.2856	.2878	.2900	.2923	.2945	.2967	.2989
2.0	.3010	.3032	.3054	.3075	.3096	.3118	.3139	.3160	.3181	.3201
2.1	.3222	.3243	.3263	.3284	.3304	.3324	.3345	.3365	.3385	.3404
2.2	.3424	.3444	.3464	.3483	.3502	.3522	.3541	.3560	.3579	.3598
2.3	.3617	.3636	.3655	.3674	.3692	.3711	.3729	.3747	.3766	.3784
2.4	.3802	.3820	.3838	.3856	.3874	.3892	.3909	.3927	.3945	.3962
2.5	.3979	.3997	.4014	.4031	.4048	.4065	.4082	.4099	.4116	.4133
2.6	.4150	.4166	.4183	.4200	.4216	.4232	.4249	.4265	.4281	.4298
2.7	.4314	.4330	.4346	.4362	.4378	.4393	.4409	.4425	.4440	.4456
2.8	.4472	.4487	.4502	.4518	.4533	.4548	.4564	.4579	.4594	.4609
2.9	.4624	.4639	.4654	.4669	.4683	.4698	.4713	.4728	.4742	.4757
3.0	.4771	.4786	.4800	.4814	.4829	.4843	.4857	.4871	.4886	.4900
3.1	.4914	.4928	.4942	.4955	.4969	.4983	.4997	.5011	.5024	.5038
3.2	.5051	.5065	.5079	.5092	.5105	.5119	.5132	.5145	.5159	.5172
3.3	.5185	.5198	.5211	.5224	.5237	.5250	.5263	.5276	.5289	.5302
3.4	.5315	.5328	.5340	.5353	.5366	.5378	.5391	.5403	.5416	.5428
3.5	.5441	.5453	.5465	.5478	.5490	.5502	.5514	.5527	.5539	.5551
3.6	.5563	.5575	.5587	.5599	.5611	.5623	.5635	.5647	.5658	.5670
3.7	.5682	.5694	.5705	.5717	.5729	.5740	.5752	.5763	.5775	.5786
3.8	.5798	.5809	.5821	.5832	.5843	.5855	.5866	.5877	.5888	.5899
3.9	.5911	.5922	.5933	.5944	.5955	.5966	.5977	.5988	.5999	.6010
4.0	.6021	.6031	.6042	.6053	.6064	.6075	.6085	.6096	.6107	.6117
4.1	.6128	.6138	.6149	.6160	.6170	.6180	.6191	.6201	.6212	.6222
4.2	.6232	.6243	.6253	.6263	.6274	.6284	.6294	.6304	.6314	.6325
4.3	.6335	.6345	.6355	.6365	.6375	.6385	.6395	.6405	.6415	.6425
4.4	.6435	.6444	.6454	.6464	.6474	.6484	.6493	.6503	.6513	.6522
4.5	.6532	.6542	.6551	.6561	.6571	.6580	.6590	.6599	.6609	.6618
4.6	.6628	.6637	.6646	.6656	.6665	.6675	.6684	.6693	.6702	.6712
4.7	.6721	.6730	.6739	.6749	.6758	.6767	.6776	.6785	.6794	.6803
4.8	.6812	.6821	.6830	.6839	.6848	.6857	.6866	.6875	.6884	.6893
4.9	.6902	.6911	.6920	.6928	.6937	.6946	.6955	.6964	.6972	.6981
5.0	.6990	.6998	.7007	.7016	.7024	.7033	.7042	.7050	.7059	.7067
5.1	.7076	.7084	.7093	.7101	.7110	.7118	.7126	.7135	.7143	.7152
5.2	.7160	.7168	.7177	.7185	.7193	.7202	.7210	.7218	.7226	.7235
5.3	.7243	.7251	.7259	.7267	.7275	.7284	.7292	.7300	.7308	.7316
5.4	.7324	.7332	.7340	.7348	.7356	.7364	.7372	.7380	.7388	.7396
N	0	1	2	3	4	5	6	7	8	9

N	0	1	2	3	4	5	6	7	8	9
5.5	.7404	.7412	.7419	.7427	.7435	.7443	.7451	.7459	.7466	.7474
5.6	.7482	.7490	.7497	.7505	.7513	.7520	.7528	.7536	.7543	.7551
5.7	.7559	.7566	.7574	.7582	.7589	.7597	.7604	.7612	.7619	.7627
5.8	.7634	.7642	.7649	.7657	.7664	.7672	.7679	.7686	.7694	.7701
5.9	.7709	.7716	.7723	.7731	.7738	.7745	.7752	.7760	.7767	.7774
6.0	.7782	.7789	.7796	.7803	.7810	.7818	.7825	.7832	.7839	.7846
6.1	.7853	.7860	.7868	.7875	.7882	.7889	.7896	.7903	.7910	.7917
6.2	.7924	.7931	.7938	.7945	.7952	.7959	.7966	.7973	.7980	.7987
6.3	.7993	.8000	.8007	.8014	.8021	.8028	.8035	.8041	.8048	.8055
6.4	.8062	.8069	.8075	.8082	.8089	.8096	.8102	.8109	.8116	.8122
6.5	.8129	.8136	.8142	.8149	.8156	.8162	.8169	.8176	.8182	.8189
6.6	.8195	.8202	.8209	.8215	.8222	.8228	.8235	.8241	.8248	.8254
6.7	.8261	.8267	.8274	.8280	.8287	.8293	.8299	.8306	.8312	.8319
6.8	.8325	.8331	.8338	.8344	.8351	.8357	.8363	.8370	.8376	.8382
6.9	.8388	.8395	.8401	.8407	.8414	.8420	.8426	.8432	.8439	.8445
7.0	.8451	.8457	.8463	.8470	.8476	.8482	.8488	.8494	.8500	.8506
7.1	.8513	.8519	.8525	.8531	.8537	.8543	.8549	.8555	.8561	.8567
7.2	.8573	.8579	.8585	.8591	.8597	.8603	.8609	.8615	.8621	.8627
7.3	.8633	.8639	.8645	.8651	.8657	.8663	.8669	.8675	.8681	.8686
7.4	.8692	.8698	.8704	.8710	.8716	.8722	.8727	.8733	.8739	.8745
7.5	.8751	.8756	.8762	.8768	.8774	.8779	.8785	.8791	.8797	.8802
7.6	.8808	.8814	.8820	.8825	.8831	.8837	.8842	.8848	.8854	.8859
7.7	.8865	.8871	.8876	.8882	.8887	.8893	.8899	.8904	.8910	.8915
7.8	.8921	.8927	.8932	.8938	.8943	.8949	.8954	.8960	.8965	.8971
7.9	.8976	.8982	.8987	.8993	.8998	.9004	.9009	.9015	.9020	.9025
8.0	.9031	.9036	.9042	.9047	.9053	.9058	.9063	.9069	.9074	.9079
8.1	.9085	.9090	.9096	.9101	.9106	.9112	.9117	.9122	.9128	.9133
8.2	.9138	.9143	.9149	.9154	.9159	.9165	.9170	.9175	.9180	.9186
8.3	.9191	.9196	.9201	.9206	.9212	.9217	.9222	.9227	.9232	.9238
8.4	.9243	.9248	.9253	.9258	.9263	.9269	.9274	.9279	.9284	.9289
8.5	.9294	.9299	.9304	.9309	.9315	.9320	.9325	.9330	.9335	.9340
8.6	.9345	.9350	.9355	.9360	.9365	.9370	.9375	.9380	.9385	.9390
8.7	.9395	.9400	.9405	.9410	.9415	.9420	.9425	.9430	.9435	.9440
8.8	.9445	.9450	.9455	.9460	.9465	.9469	.9474	.9479	.9484	.9489
8.9	.9494	.9499	.9504	.9509	.9513	.9518	.9523	.9528	.9533	.9538
9.0	.9542	.9547	.9552	.9557	.9562	.9566	.9571	.9576	.9581	.9586
9.1	.9590	.9595	.9600	.9605	.9609	.9614	.9619	.9624	.9628	.9633
9.2	.9638	.9643	.9647	.9652	.9657	.9661	.9666	.9671	.9675	.9680
9.3	.9685	.9689	.9694	.9699	.9703	.9708	.9713	.9717	.9722	.9727
9.4	.9731	.9736	.9741	.9745	.9750	.9754	.9759	.9763	.9768	.9773
9.5	.9777	.9782	.9786	.9791	.9795	.9800	.9805	.9809	.9814	.9818
9.6	.9823	.9827	.9832	.9836	.9841	.9845	.9850	.9854	.9859	.9863
9.7	.9868	.9872	.9877	.9881	.9886	.9890	.9894	.9899	.9903	.9908
9.8	.9912	.9917	.9921	.9926	.9930	.9934	.9939	.9943	.9948	.9952
9.9	.9956	.9961	.9965	.9969	.9974	.9978	.9983	.9987	.9991	.9996
N	0	1	2	3	4	5	6	7	8	9

[*Handbook of Chemistry and Physics*, 35th ed. (Cleveland: Chemical Rubber Publishing Co., 1953)]

付表 2　二乗表

	0	1	2	3	4	5	6	7	8	9
10	10000	10201	10404	10609	10816	11025	11236	11449	11664	11881
11	12100	12321	12544	12769	12996	13225	13456	13689	13924	14161
12	14400	14641	14884	15129	15376	15625	15876	16129	16384	16641
13	16900	17161	17424	17689	17956	18225	18496	18769	19044	19321
14	19600	19881	20164	20449	20736	21025	21316	21609	21904	22201
15	22500	22801	23104	23409	23716	24025	24336	24649	24964	25281
16	25600	25921	26244	26569	26896	27225	27556	27889	28224	28561
17	28900	29241	29584	29929	30276	30625	30976	31329	31684	32041
18	32400	32761	33124	33489	33856	34225	34596	34969	35344	35721
19	36100	36481	36864	37249	37636	38025	38416	38809	39204	39601
20	40000	40401	40804	41209	41616	42025	42436	42849	43264	43681
21	44100	44521	44944	45369	45796	46225	46656	47089	47524	47961
22	48400	48841	49284	49729	50176	50625	51076	51529	51984	52441
23	52900	53361	53824	54289	54756	55225	55696	56169	56644	57121
24	57600	58081	58564	59049	59536	60025	60516	61009	61504	62001
25	62500	63001	63504	64009	64516	65025	65536	66049	66564	67081
26	67600	68121	68644	69169	69696	70225	70756	71289	71824	72361
27	72900	73441	73984	74529	75076	75625	76176	76729	77284	77841
28	78400	78961	79524	80089	80656	81225	81796	82369	82944	83521
29	84100	84681	85264	85849	86436	87025	87616	88209	88804	89401
30	90000	90601	91204	91809	92416	93025	93636	94249	94864	95481
31	96100	96721	97344	97969	98596	99225	99856	100489	101124	101761
32	102400	103041	103684	104329	104976	105625	106276	106929	107584	108241
33	108900	109561	110224	110889	111556	112225	112896	113569	114244	114921
34	115600	116281	116964	117649	118336	119025	119716	120409	121104	121801
35	122500	123201	123904	124609	125316	126025	126736	127449	128164	128881
36	129600	130321	131044	131769	132496	133225	133956	134689	135424	136161
37	136900	137641	138384	139129	139876	140625	141376	142129	142884	143641
38	144400	145161	145924	146689	147456	148225	148996	149769	150544	151321
39	152100	152881	153664	154449	155236	156025	156816	157609	158404	159201
40	160000	160801	161604	162409	163216	164025	164836	165649	166464	167281
41	168100	168921	169744	170569	171396	172225	173056	173889	174724	175561
42	176400	177241	178084	178929	179776	180625	181476	182329	183184	184041
43	184900	185761	186624	187489	188356	189225	190096	190969	191844	192721
44	193600	194481	195364	196249	197136	198025	198916	199809	200704	201601
45	202500	203401	204304	205209	206116	207025	207936	208849	209764	210681
46	211600	212521	213444	214369	215296	216225	217156	218089	219024	219961
47	220900	221841	222784	223729	224676	225625	226576	227529	228484	229441
48	230400	231361	232324	233289	234256	235225	236196	237169	238144	239121
49	240100	241081	242064	243049	244036	245025	246016	247009	248004	249001
50	250000	251001	252004	253009	254016	255025	256036	257049	258064	259081
51	260100	261121	262144	263169	264196	265225	266256	267289	268324	269361
52	270400	271441	272484	273529	274576	275625	276676	277729	278784	279841
53	280900	281961	283024	284089	285156	286225	287296	288369	289444	290521
54	291600	292681	293764	294849	295936	297025	298116	299209	300304	301401

	0	1	2	3	4	5	6	7	8	9
55	302500	303601	304704	305809	306916	308025	309136	310249	311364	312481
56	313600	314721	315844	316969	318096	319225	320356	321489	322624	323761
57	324900	326041	327184	328329	329476	330625	331776	332929	334084	335241
58	336400	337561	338724	339889	341056	342225	343396	344569	345744	346921
59	348100	349281	350464	351649	352836	354025	355216	356409	357604	358801
60	360000	361201	362404	363609	364816	366025	367236	368449	369664	370881
61	372100	373321	374544	375769	376996	378225	379456	380689	381924	383161
62	384400	385641	386884	388129	389376	390625	391876	393129	394384	395641
63	396900	398161	399424	400689	401956	403225	404496	405769	407044	408321
64	409600	410881	412164	413449	414736	416025	417316	418609	419904	421201
65	422500	423801	425104	426409	427716	429025	430336	431649	432964	454281
66	435600	436921	438244	439569	440896	442225	443556	444889	446224	447561
67	448900	450241	451584	452929	454276	455625	456976	458329	459684	461041
68	462400	463761	465124	466489	467856	469225	470596	471969	473344	474721
69	476100	477481	478864	480249	481636	483025	484416	485809	487204	488601
70	490000	491401	492804	494209	495616	497025	498436	499849	501264	502681
71	504100	505521	506944	508369	509796	511225	512656	514089	515524	516961
72	518400	519841	521284	522729	524176	525625	527076	528529	529984	531441
73	532900	534361	535824	537289	538756	540225	541696	543169	544644	546121
74	547600	519081	550564	552049	553536	555025	556516	558009	559504	560110
75	562500	564001	565504	567009	568516	570025	571536	573049	574564	576081
76	577600	579121	580644	582169	583696	585225	586756	588289	589824	591361
77	592900	594441	595984	597529	599076	600625	602176	603729	605284	606841
78	608400	609961	611524	613089	614656	616225	617796	619369	620944	622521
79	624100	625681	627264	628849	630436	632025	633616	635209	636804	638401
80	640000	641601	643204	644809	646416	648025	649636	651249	652864	654481
81	656100	657721	659344	660969	662596	664225	665856	667489	669124	670761
82	672400	674041	675684	677329	678976	680625	682276	683929	685584	687241
83	688900	690561	692224	693889	695556	697225	698896	700569	702244	703921
84	705600	707281	708964	710649	712336	714025	715716	717409	719104	720801
85	722500	724201	725904	727609	729316	731025	732736	734449	736164	737881
86	739600	741321	743044	744769	746496	748225	749956	751689	753424	755161
87	756900	758641	760384	762129	763876	765625	767376	769129	770884	772641
88	774400	776161	777924	779689	781456	783225	784996	786769	788544	790321
89	792100	793881	795664	797449	799236	801025	802816	804609	806404	808201
90	810000	811801	813604	815409	817216	819025	820836	822649	824464	826281
91	828100	829921	831744	833569	835396	837225	839056	840889	842724	844561
92	846400	848241	850084	851929	853776	855625	857476	859329	861184	863041
93	864900	866761	868624	870489	872356	874225	876096	877969	879844	881721
94	883600	885481	887364	889249	891136	893025	894916	896809	898704	900601
95	902500	904401	906304	908209	910116	912025	913936	915849	917764	919681
96	921600	923521	925444	927369	929296	931225	933156	935089	937024	938961
97	940900	942841	944784	946729	948676	950625	952576	954529	956484	958441
98	960400	962361	964324	966289	968256	970225	972196	974169	976144	978121
99	980100	982081	984064	986049	988036	990025	992016	994009	996004	998001

[Fisher & Yates: *Statistical Tables for Biological, Agricultural and Medical Research*, published by Oliver & Boyd Ltd., Edinburgh より]

付表3　標準正規分布表 (1)

z から斜線の部分の確率を求める表

z	$-z$ 〜 $+z$	$-z$ 以下 + $+z$ 以上	$+z$ 以上
0.	0.	1.000	0.500
0.674	0.500	0.500	0.250
1.000	0.683	0.317	0.159
1.282	0.800	0.200	0.100
1.645	0.900	0.100	0.050
1.960	0.950	0.050	0.025
2.000	0.954	0.046	0.023
2.326	0.980	0.020	0.010
2.576	0.990	0.010	0.005
3.000	0.9973	0.0027	0.0013
3.090	0.998	0.002	0.001

標準正規分布表 (2)

z	.00	.01	.02	.03	.04	.05	.06	.07	.08	.09
.0	.5000	.4960	.4920	.4880	.4840	.4801	.4761	.4721	.4681	.4641
.1	.4602	.4562	.4522	.4483	.4443	.4404	.4364	.4325	.4286	.4247
.2	.4207	.4168	.4129	.4090	.4052	.4013	.3974	.3936	.3897	.3859
.3	.3821	.3783	.3745	.3707	.3669	.3632	.3594	.3557	.3520	.3483
.4	.3446	.3409	.3372	.3336	.3300	.3264	.3228	.3192	.3156	.3121
.5	.3085	.3050	.3015	.2981	.2946	.2912	.2877	.2843	.2810	.2776
.6	.2743	.2709	.2676	.2643	.2611	.2578	.2546	.2514	.2483	.2451
.7	.2420	.2389	.2358	.2327	.2296	.2266	.2236	.2206	.2177	.2148
.8	.2119	.2090	.2061	.2033	.2005	.1977	.1949	.1922	.1894	.1867
.9	.1841	.1814	.1788	.1762	.1736	.1711	.1685	.1660	.1635	.1611
1.0	.1587	.1562	.1539	.1515	.1492	.1469	.1446	.1423	.1401	.1379
1.1	.1357	.1335	.1314	.1292	.1271	.1251	.1230	.1210	.1190	.1170
1.2	.1151	.1131	.1112	.1093	.1075	.1056	.1038	.1020	.1003	.0985
1.3	.0968	.0951	.0934	.0918	.0901	.0885	.0869	.0853	.0838	.0823
1.4	.0808	.0793	.0778	.0764	.0749	.0735	.0721	.0708	.0694	.0681
1.5	.0668	.0655	.0643	.0630	.0618	.0606	.0594	.0582	.0571	.0559
1.6	.0548	.0537	.0526	.0516	.0505	.0495	.0485	.0475	.0465	.0455
1.7	.0446	.0436	.0427	.0418	.0409	.0401	.0392	.0384	.0375	.0367
1.8	.0359	.0351	.0344	.0336	.0329	.0322	.0314	.0307	.0301	.0294
1.9	.0287	.0281	.0274	.0268	.0262	.0256	.0250	.0244	.0239	.0233
2.0	.0228	.0222	.0217	.0212	.0207	.0202	.0197	.0192	.0188	.0183
2.1	.0179	.0174	.0170	.0166	.0162	.0158	.0154	.0150	.0146	.0143
2.2	.0139	.0136	.0132	.0129	.0125	.0122	.0119	.0116	.0113	.0110
2.3	.0107	.0104	.0102	.0099	.0096	.0094	.0091	.0089	.0087	.0084
2.4	.0082	.0080	.0078	.0075	.0073	.0071	.0069	.0068	.0066	.0064
2.5	.0062	.0060	.0059	.0057	.0055	.0054	.0052	.0051	.0049	.0048
2.6	.0047	.0045	.0044	.0043	.0041	.0040	.0039	.0038	.0037	.0036
2.7	.0035	.0034	.0033	.0032	.0031	.0030	.0029	.0028	.0027	.0026
2.8	.0026	.0025	.0024	.0023	.0023	.0022	.0021	.0021	.0020	.0019
2.9	.0019	.0018	.0018	.0017	.0016	.0016	.0015	.0015	.0014	.0014
3.0	.0013	.0013	.0013	.0012	.0012	.0011	.0011	.0011	.0010	.0010

付表4 ポアソン分布表

x と λ から P_x を求める表 $P_x = \dfrac{e^{-\lambda}\lambda^x}{x!}$

x \ λ	0.10	0.20	0.30	0.40	0.50	0.60	0.70	0.80	0.90	1.0
0	.90484	.81873	.74082	.67032	.60653	.54881	.49659	.44933	.40657	.36788
1	.09048	.16375	.22225	.26813	.30327	.32929	.34761	.35946	.36591	.36788
2	.00452	.01637	.03334	.05363	.07582	.09879	.12166	.14379	.16466	.18394
3	.00015	.00109	.00333	.00715	.01264	.01976	.02839	.03834	.04940	.06131
4		.00005	.00025	.00072	.00158	.00296	.00497	.00767	.01111	.01533
5			.00002	.00006	.00016	.00036	.00070	.00123	.00200	.00307
6				.00001	.00004	.00008	.00016	.00030	.00051	
7						.00001	.00002	.00004	.00007	
8									.00001	

x \ λ	1.1	1.2	1.3	1.4	1.5	1.6	1.7	1.8	1.9	2.0
0	.33287	.30119	.27253	.24660	.22313	.20190	.18268	.16530	.14957	.13534
1	.36616	.36143	.35429	.34524	.33470	.32303	.31056	.29754	.28418	.27067
2	.20139	.21686	.23029	.24167	.25102	.25843	.26398	.26778	.26997	.27067
3	.07384	.08674	.09979	.11278	.12551	.13783	.14959	.16067	.17098	.18045
4	.02031	.02602	.03243	.03947	.04707	.05513	.06357	.07230	.08122	.09022
5	.00447	.00625	.00843	.01105	.01412	.01764	.02162	.02603	.03086	.03609
6	.00082	.00125	.00183	.00258	.00353	.00470	.00612	.00781	.00977	.01203
7	.00013	.00021	.00034	.00052	.00076	.00108	.00149	.00201	.00265	.00344
8	.00002	.00003	.00006	.00009	.00014	.00022	.00032	.00045	.00063	.00086
9			.00001	.00001	.00002	.00004	.00006	.00009	.00013	.00019
10						.00001	.00001	.00002	.00003	.00004
11										.00001

x \ λ	2.1	2.2	2.3	2.4	2.5	2.6	2.7	2.8	2.9	3.0
0	.12245	.11080	.10025	.09072	.08208	.07427	.06720	.06081	.05502	.04979
1	.25715	.24377	.23059	.21772	.20521	.19311	.18145	.17027	.15956	.14936
2	.27001	.26814	.26518	.26127	.25651	.25104	.24496	.23838	.23137	.22404
3	.18901	.19664	.20330	.20901	.21376	.21757	.22046	.22248	.22366	.22404
4	.09923	.10815	.11690	.12541	.13360	.14142	.14881	.15574	.16215	.16803
5	.04167	.04759	.05377	.06020	.06680	.07354	.08036	.08721	.09404	.10082
6	.01458	.01745	.02061	.02408	.02783	.03187	.03616	.04070	.04545	.05041
7	.00437	.00548	.00677	.00826	.00994	.01184	.01394	.01628	.01883	.02160
8	.00114	.00151	.00194	.00248	.00310	.00385	.00470	.00570	.00682	.00810
9	.00026	.00037	.00049	.00066	.00086	.00111	.00141	.00177	.00220	.00270
10	.00005	.00008	.00011	.00016	.00021	.00029	.00038	.00050	.00063	.00081
11	.00001	.00002	.00002	.00003	.00004	.00007	.00009	.00013	.00016	.00022
12				.00001	.00001	.00001	.00002	.00003	.00004	.00006
13								.00001	.00001	.00001

付表5 t分布表

df と a から t の値を求める表

df \ a	0.50	0.30	0.20	0.10	0.05	0.02	0.01	0.001
1	1.000	1.963	3.078	6.314	12.706	31.821	63.657	636.619
2	0.816	1.386	1.886	2.920	4.303	6.965	9.925	31.598
3	0.756	1.250	1.638	2.353	3.182	4.541	5.841	12.941
4	0.741	1.190	1.533	2.132	2.776	3.747	4.604	8.610
5	0.727	1.156	1.476	2.015	2.571	3.365	4.032	6.859
6	0.718	1.134	1.440	1.943	2.447	3.143	3.707	5.959
7	0.711	1.119	1.415	1.895	2.365	2.998	3.499	5.405
8	0.706	1.108	1.397	1.860	2.306	2.896	3.355	5.041
9	0.703	1.100	1.383	1.833	2.262	2.821	3.250	4.781
10	0.700	1.093	1.372	1.812	2.228	2.764	3.169	4.587
11	0.697	1.088	1.363	1.796	2.201	2.718	3.106	4.437
12	0.695	1.083	1.356	1.782	2.179	2.681	3.055	4.318
13	0.694	1.079	1.350	1.771	2.160	2.650	3.012	4.221
14	0.692	1.076	1.345	1.761	2.145	2.624	2.977	4.140
15	0.691	1.074	1.341	1.753	2.131	2.602	2.947	4.073
16	0.690	1.071	1.337	1.746	2.120	2.583	2.921	4.015
17	0.689	1.069	1.333	1.740	2.110	2.567	2.898	3.965
18	0.688	1.067	1.330	1.734	2.101	2.552	2.878	3.922
19	0.688	1.066	1.328	1.729	2.093	2.539	2.861	3.883
20	0.687	1.064	1.325	1.725	2.086	2.528	2.845	3.850
21	0.686	1.063	1.323	1.721	2.080	2.518	2.831	3.819
22	0.686	1.061	1.321	1.717	2.074	2.508	2.819	3.792
23	0.685	1.060	1.319	1.714	2.069	2.500	2.807	3.767
24	0.685	1.059	1.318	1.711	2.064	2.492	2.797	3.745
25	0.684	1.058	1.316	1.708	2.060	2.485	2.787	3.725
26	0.684	1.058	1.315	1.706	2.056	2.479	2.779	3.707
27	0.684	1.057	1.314	1.703	2.052	2.473	2.771	3.690
28	0.683	1.056	1.313	1.701	2.048	2.467	2.763	3.674
29	0.683	1.055	1.311	1.699	2.045	2.462	2.756	3.659
30	0.683	1.055	1.310	1.697	2.042	2.457	2.750	3.646
40	0.681	1.050	1.303	1.684	2.021	2.423	2.704	3.551
60	0.679	1.046	1.296	1.671	2.000	2.390	2.660	3.460
120	0.677	1.041	1.289	1.658	1.980	2.358	2.617	3.373
∞	0.674	1.036	1.282	1.645	1.960	2.326	2.576	3.291

付表6 z変換表

$$z = \frac{1}{2}\log_e \frac{1+r}{1-r}$$

r	z	r	z	r	z	r	z
0.01	0.010	0.26	0.266	0.51	0.563	0.76	0.996
0.02	0.020	0.27	0.277	0.52	0.576	0.77	1.020
0.03	0.030	0.28	0.288	0.53	0.590	0.78	1.045
0.04	0.040	0.29	0.299	0.54	0.604	0.79	1.071
0.05	0.050	0.30	0.310	0.55	0.618	0.80	1.099
0.06	0.060	0.31	0.321	0.56	0.633	0.81	1.127
0.07	0.070	0.32	0.332	0.57	0.648	0.82	1.157
0.08	0.080	0.33	0.343	0.58	0.662	0.83	1.188
0.09	0.090	0.34	0.354	0.59	0.678	0.84	1.221
0.10	0.100	0.35	0.365	0.60	0.693	0.85	1.256
0.11	0.110	0.36	0.377	0.61	0.709	0.86	1.293
0.12	0.121	0.37	0.388	0.62	0.725	0.87	1.333
0.13	0.131	0.38	0.400	0.63	0.741	0.88	1.376
0.14	0.141	0.39	0.412	0.64	0.758	0.89	1.422
0.15	0.151	0.40	0.424	0.65	0.775	0.90	1.472
0.16	0.161	0.41	0.436	0.66	0.793	0.91	1.528
0.17	0.172	0.42	0.448	0.67	0.811	0.92	1.589
0.18	0.182	0.43	0.460	0.68	0.829	0.93	1.658
0.19	0.192	0.44	0.472	0.69	0.848	0.94	1.738
0.20	0.203	0.45	0.485	0.70	0.867	0.95	1.832
0.21	0.213	0.46	0.497	0.71	0.887	0.96	1.946
0.22	0.224	0.47	0.510	0.72	0.908	0.97	2.092
0.23	0.234	0.48	0.523	0.73	0.929	0.98	2.298
0.24	0.245	0.49	0.536	0.74	0.950	0.99	2.647
0.25	0.256	0.50	0.549	0.75	0.973		

付表7 カイ二乗（χ^2）分布表

df と a から χ^2 の値を求める表

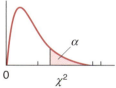

df \ a	0.990	0.975	0.950	0.900	0.750	0.500	0.250	0.100	0.050	0.025	0.010
1	—	—	—	0.02	0.10	0.45	1.32	2.71	3.84	5.02	6.63
2	0.02	0.05	0.10	0.21	0.58	1.39	2.77	4.61	5.99	7.38	9.21
3	0.11	0.22	0.35	0.58	1.21	2.37	4.11	6.25	7.81	9.35	11.34
4	0.30	0.48	0.71	1.06	1.92	3.36	5.39	7.78	9.49	11.14	13.28
5	0.55	0.83	1.15	1.61	2.67	4.35	6.63	9.24	11.07	12.83	15.09
6	0.87	1.24	1.64	2.20	3.45	5.35	7.84	10.64	12.59	14.45	16.81
7	1.24	1.69	2.17	2.83	4.25	6.35	9.04	12.02	14.07	16.01	18.48
8	1.65	2.18	2.73	3.49	5.07	7.34	10.22	13.36	15.51	17.53	20.09
9	2.09	2.70	3.33	4.17	5.90	8.34	11.39	14.68	16.92	19.02	21.67
10	2.56	3.25	3.94	4.87	6.74	9.34	12.55	15.99	18.31	20.48	23.21
11	3.05	3.82	4.57	5.58	7.58	10.34	13.70	17.28	19.68	21.92	24.72
12	3.57	4.40	5.23	6.30	8.44	11.34	14.85	18.55	21.03	23.34	26.22
13	4.11	5.01	5.89	7.04	9.30	12.34	15.98	19.81	22.36	24.74	27.69
14	4.66	5.63	6.57	7.79	10.17	13.34	17.12	21.06	23.68	26.12	29.14
15	5.23	6.27	7.26	8.55	11.04	14.34	18.25	22.31	25.00	27.49	30.58
16	5.81	6.91	7.96	9.31	11.91	15.34	19.37	23.54	26.30	28.85	32.00
17	6.41	7.56	8.67	10.09	12.79	16.34	20.49	24.77	27.59	30.19	33.41
18	7.01	8.23	9.39	10.86	13.68	17.34	21.60	25.99	28.87	31.53	34.81
19	7.63	8.91	10.12	11.65	14.56	18.34	22.72	27.20	30.14	32.85	36.19
20	8.26	9.59	10.85	12.44	15.45	19.34	23.83	28.41	31.41	34.17	37.57
21	8.90	10.28	11.59	13.24	16.34	20.34	24.93	29.62	32.67	35.48	38.93
22	9.54	10.98	12.34	14.04	17.24	21.34	26.04	30.81	33.92	36.78	40.29
23	10.20	11.69	13.09	14.85	18.14	22.34	27.14	32.01	35.17	38.08	41.64
24	10.86	12.40	13.85	15.66	19.04	23.34	28.24	33.20	36.42	39.36	42.98
25	11.52	13.12	14.61	16.47	19.94	24.34	29.34	34.38	37.65	40.65	44.31
26	12.20	13.84	15.38	17.29	20.84	25.34	30.43	35.56	38.89	41.92	45.64
27	12.88	14.57	16.15	18.11	21.75	26.34	31.53	36.74	40.11	43.19	46.96
28	13.56	15.31	16.93	18.94	22.66	27.34	32.62	37.92	41.34	44.46	48.28
29	14.26	16.05	17.71	19.77	23.57	28.34	33.71	39.09	42.56	45.72	49.59
30	14.95	16.79	18.49	20.60	24.48	29.34	34.80	40.26	43.77	46.98	50.89

付表8 F 分布表（1）

df_1：分子の自由度
df_2：分母の自由度
df_1, df_2 と a から F の値を求める表

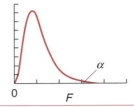

$a = 0.005$

df_2 \ df_1	1	2	3	4	5	6	7	8	9	10
1	16210.723	19999.500	21614.741	22499.583	23055.798	23437.111	23714.566	23925.406	24091.004	24224.487
2	198.501	199.000	199.166	199.250	199.300	199.333	199.357	199.375	199.388	199.400
3	55.552	49.799	47.467	46.195	45.392	44.838	44.434	44.126	43.882	43.686
4	31.333	26.284	24.259	23.155	22.456	21.975	21.622	21.352	21.139	20.967
5	22.785	18.314	16.530	15.556	14.940	14.513	14.200	13.961	13.772	13.618
6	18.635	14.544	12.917	12.028	11.464	11.073	10.786	10.566	10.391	10.250
7	16.236	12.404	10.882	10.050	9.522	9.155	8.885	8.678	8.514	8.380
8	14.688	11.042	9.596	8.805	8.302	7.952	7.694	7.496	7.339	7.211
9	13.614	10.107	8.717	7.956	7.471	7.134	6.885	6.693	6.541	6.417
10	12.826	9.427	8.081	7.343	6.872	6.545	6.302	6.116	5.968	5.847
11	12.226	8.912	7.600	6.881	6.422	6.102	5.865	5.682	5.537	5.418
12	11.754	8.510	7.226	6.521	6.071	5.757	5.525	5.345	5.202	5.085
13	11.374	8.186	6.926	6.233	5.791	5.482	5.253	5.076	4.935	4.820
14	11.060	7.922	6.680	5.998	5.562	5.257	5.031	4.857	4.717	4.603
15	10.798	7.701	6.476	5.803	5.372	5.071	4.847	4.674	4.536	4.424
16	10.575	7.514	6.303	5.638	5.212	4.913	4.692	4.521	4.384	4.272
17	10.384	7.354	6.156	5.497	5.075	4.779	4.559	4.389	4.254	4.142
18	10.218	7.215	6.028	5.375	4.956	4.663	4.445	4.276	4.141	4.030
19	10.073	7.093	5.916	5.268	4.853	4.561	4.345	4.177	4.043	3.933
20	9.944	6.986	5.818	5.174	4.762	4.472	4.257	4.090	3.956	3.847
21	9.830	6.891	5.730	5.091	4.681	4.393	4.179	4.013	3.880	3.771
22	9.727	6.806	5.652	5.017	4.609	4.322	4.109	3.944	3.812	3.703
23	9.635	6.730	5.582	4.950	4.544	4.259	4.047	3.882	3.750	3.642
24	9.551	6.661	5.519	4.890	4.486	4.202	3.991	3.826	3.695	3.587
25	9.475	6.598	5.462	4.835	4.433	4.150	3.939	3.776	3.645	3.537
26	9.406	6.541	5.409	4.785	4.384	4.103	3.893	3.730	3.599	3.492
27	9.342	6.489	5.361	4.740	4.340	4.059	3.850	3.687	3.557	3.450
28	9.284	6.440	5.317	4.698	4.300	4.020	3.811	3.649	3.519	3.412
29	9.230	6.396	5.276	4.659	4.262	3.983	3.775	3.613	3.483	3.377
30	9.180	6.355	5.239	4.623	4.228	3.949	3.742	3.580	3.450	3.344
31	9.133	6.317	5.204	4.590	4.196	3.918	3.711	3.549	3.420	3.314
32	9.090	6.281	5.171	4.559	4.166	3.889	3.682	3.521	3.392	3.286
33	9.050	6.248	5.141	4.531	4.138	3.861	3.655	3.495	3.366	3.260
34	9.012	6.217	5.113	4.504	4.112	3.836	3.630	3.470	3.341	3.235
35	8.976	6.188	5.086	4.479	4.088	3.812	3.607	3.447	3.318	3.212
36	8.943	6.161	5.062	4.455	4.065	3.790	3.585	3.425	3.296	3.191
37	8.912	6.135	5.038	4.433	4.043	3.769	3.564	3.404	3.276	3.171
38	8.882	6.111	5.016	4.412	4.023	3.749	3.545	3.385	3.257	3.152
39	8.854	6.088	4.995	4.392	4.004	3.731	3.526	3.367	3.239	3.134
40	8.828	6.066	4.976	4.374	3.986	3.713	3.509	3.350	3.222	3.117
60	8.495	5.795	4.729	4.140	3.760	3.492	3.291	3.134	3.008	2.904
80	8.335	5.665	4.611	4.029	3.652	3.387	3.188	3.032	2.907	2.803
120	8.179	5.539	4.497	3.921	3.548	3.285	3.087	2.933	2.808	2.705
240	8.027	5.417	4.387	3.816	3.447	3.187	2.991	2.837	2.713	2.610
∞	7.879	5.298	4.279	3.715	3.350	3.091	2.897	2.744	2.621	2.519

12	15	20	24	30	40	60	120	∞	df_1 / df_2
24426.366	24630.205	24835.971	24939.565	25043.628	25148.153	25253.137	25358.573	25464.458	1
199.416	199.433	199.450	199.458	199.466	199.475	199.483	199.491	199.500	2
43.387	43.085	42.778	42.622	42.466	42.308	42.149	41.989	41.828	3
20.705	20.438	20.167	20.030	19.892	19.752	19.611	19.468	19.325	4
13.384	13.146	12.903	12.780	12.656	12.530	12.402	12.274	12.144	5
10.034	9.814	9.589	9.474	9.358	9.241	9.122	9.001	8.879	6
8.176	7.968	7.754	7.645	7.534	7.422	7.309	7.193	7.076	7
7.015	6.814	6.608	6.503	6.396	6.288	6.177	6.065	5.951	8
6.227	6.032	5.832	5.729	5.625	5.519	5.410	5.300	5.188	9
5.661	5.471	5.274	5.173	5.071	4.966	4.859	4.750	4.639	10
5.236	5.049	4.855	4.756	4.654	4.551	4.445	4.337	4.226	11
4.906	4.721	4.530	4.431	4.331	4.228	4.123	4.015	3.904	12
4.643	4.460	4.270	4.173	4.073	3.970	3.866	3.758	3.647	13
4.428	4.247	4.059	3.961	3.862	3.760	3.655	3.547	3.436	14
4.250	4.070	3.883	3.786	3.687	3.585	3.480	3.372	3.260	15
4.099	3.920	3.734	3.638	3.539	3.437	3.332	3.224	3.112	16
3.971	3.793	3.607	3.511	3.412	3.311	3.206	3.097	2.984	17
3.860	3.683	3.498	3.402	3.303	3.201	3.096	2.987	2.873	18
3.763	3.587	3.402	3.306	3.208	3.106	3.000	2.891	2.776	19
3.678	3.502	3.318	3.222	3.123	3.022	2.916	2.806	2.690	20
3.602	3.427	3.243	3.147	3.049	2.947	2.841	2.730	2.614	21
3.535	3.360	3.176	3.081	2.982	2.880	2.774	2.663	2.545	22
3.475	3.300	3.116	3.021	2.922	2.820	2.713	2.602	2.484	23
3.420	3.246	3.062	2.967	2.868	2.765	2.658	2.546	2.428	24
3.370	3.196	3.013	2.918	2.819	2.716	2.609	2.496	2.377	25
3.325	3.151	2.968	2.873	2.774	2.671	2.563	2.450	2.330	26
3.284	3.110	2.928	2.832	2.733	2.630	2.522	2.408	2.287	27
3.246	3.073	2.890	2.794	2.695	2.592	2.483	2.369	2.247	28
3.211	3.038	2.855	2.759	2.660	2.557	2.448	2.333	2.210	29
3.179	3.006	2.823	2.727	2.628	2.524	2.415	2.300	2.176	30
3.149	2.976	2.793	2.697	2.598	2.494	2.385	2.269	2.144	31
3.121	2.948	2.766	2.670	2.570	2.466	2.356	2.240	2.114	32
3.095	2.922	2.740	2.644	2.544	2.440	2.330	2.213	2.087	33
3.071	2.898	2.716	2.620	2.520	2.415	2.305	2.188	2.060	34
3.048	2.876	2.693	2.597	2.497	2.392	2.282	2.164	2.036	35
3.027	2.854	2.672	2.576	2.475	2.371	2.260	2.141	2.013	36
3.007	2.834	2.652	2.556	2.455	2.350	2.239	2.120	1.991	37
2.988	2.816	2.633	2.537	2.436	2.331	2.220	2.100	1.970	38
2.970	2.798	2.615	2.519	2.418	2.313	2.201	2.081	1.950	39
2.953	2.781	2.598	2.502	2.401	2.296	2.184	2.064	1.932	40
2.742	2.570	2.387	2.290	2.187	2.079	1.962	1.834	1.689	60
2.641	2.470	2.286	2.188	2.084	1.974	1.854	1.720	1.563	80
2.544	2.373	2.188	2.089	1.984	1.871	1.747	1.606	1.431	120
2.450	2.278	2.093	1.993	1.886	1.770	1.640	1.488	1.281	240
2.358	2.187	2.000	1.898	1.789	1.669	1.533	1.364	1.000	∞

F 分布表 (2)

$a = 0.01$

df_2 \ df_1	1	2	3	4	5	6	7	8	9	10
1	4052.181	4999.500	5403.352	5624.583	5763.650	5858.986	5928.356	5981.070	6022.473	6055.847
2	98.503	99.000	99.166	99.249	99.299	99.333	99.356	99.374	99.388	99.399
3	34.116	30.817	29.457	28.710	28.237	27.911	27.672	27.489	27.345	27.229
4	21.198	18.000	16.694	15.977	15.522	15.207	14.976	14.799	14.659	14.546
5	16.258	13.274	12.060	11.392	10.967	10.672	10.456	10.289	10.158	10.051
6	13.745	10.925	9.780	9.148	8.746	8.466	8.260	8.102	7.976	7.874
7	12.246	9.547	8.451	7.847	7.460	7.191	6.993	6.840	6.719	6.620
8	11.259	8.649	7.591	7.006	6.632	6.371	6.178	6.029	5.911	5.814
9	10.561	8.022	6.992	6.422	6.057	5.802	5.613	5.467	5.351	5.257
10	10.044	7.559	6.552	5.994	5.636	5.386	5.200	5.057	4.942	4.849
11	9.646	7.206	6.217	5.668	5.316	5.069	4.886	4.744	4.632	4.539
12	9.330	6.927	5.953	5.412	5.064	4.821	4.640	4.499	4.388	4.296
13	9.074	6.701	5.739	5.205	4.862	4.620	4.441	4.302	4.191	4.100
14	8.862	6.515	5.564	5.035	4.695	4.456	4.278	4.140	4.030	3.939
15	8.683	6.359	5.417	4.893	4.556	4.318	4.142	4.004	3.895	3.805
16	8.531	6.226	5.292	4.773	4.437	4.202	4.026	3.890	3.780	3.691
17	8.400	6.112	5.185	4.669	4.336	4.102	3.927	3.791	3.682	3.593
18	8.285	6.013	5.092	4.579	4.248	4.015	3.841	3.705	3.597	3.508
19	8.185	5.926	5.010	4.500	4.171	3.939	3.765	3.631	3.523	3.434
20	8.096	5.849	4.938	4.431	4.103	3.871	3.699	3.564	3.457	3.368
21	8.017	5.780	4.874	4.369	4.042	3.812	3.640	3.506	3.398	3.310
22	7.945	5.719	4.817	4.313	3.988	3.758	3.587	3.453	3.346	3.258
23	7.881	5.664	4.765	4.264	3.939	3.710	3.539	3.406	3.299	3.211
24	7.823	5.614	4.718	4.218	3.895	3.667	3.496	3.363	3.256	3.168
25	7.770	5.568	4.675	4.177	3.855	3.627	3.457	3.324	3.217	3.129
26	7.721	5.526	4.637	4.140	3.818	3.591	3.421	3.288	3.182	3.094
27	7.677	5.488	4.601	4.106	3.785	3.558	3.388	3.256	3.149	3.062
28	7.636	5.453	4.568	4.074	3.754	3.528	3.358	3.226	3.120	3.032
29	7.598	5.420	4.538	4.045	3.725	3.499	3.330	3.198	3.092	3.005
30	7.562	5.390	4.510	4.018	3.699	3.473	3.304	3.173	3.067	2.979
31	7.530	5.362	4.484	3.993	3.675	3.449	3.281	3.149	3.043	2.955
32	7.499	5.336	4.459	3.969	3.652	3.427	3.258	3.127	3.021	2.934
33	7.471	5.312	4.437	3.948	3.630	3.406	3.238	3.106	3.000	2.913
34	7.444	5.289	4.416	3.927	3.611	3.386	3.218	3.087	2.981	2.894
35	7.419	5.268	4.396	3.908	3.592	3.368	3.200	3.069	2.963	2.876
36	7.396	5.248	4.377	3.890	3.574	3.351	3.183	3.052	2.946	2.859
37	7.373	5.229	4.360	3.873	3.558	3.334	3.167	3.036	2.930	2.843
38	7.353	5.211	4.343	3.858	3.542	3.319	3.152	3.021	2.915	2.828
39	7.333	5.194	4.327	3.843	3.528	3.305	3.137	3.006	2.901	2.814
40	7.314	5.179	4.313	3.828	3.514	3.291	3.124	2.993	2.888	2.801
60	7.077	4.977	4.126	3.649	3.339	3.119	2.953	2.823	2.718	2.632
80	6.963	4.881	4.036	3.563	3.255	3.036	2.871	2.742	2.637	2.551
120	6.851	4.787	3.949	3.480	3.174	2.956	2.792	2.663	2.559	2.472
240	6.742	4.695	3.864	3.398	3.094	2.878	2.714	2.586	2.482	2.395
∞	6.635	4.605	3.782	3.319	3.017	2.802	2.639	2.511	2.407	2.321

12	15	20	24	30	40	60	120	∞	df_1 / df_2
6106.321	6157.285	6208.730	6234.631	6260.649	6286.782	6313.030	6339.391	6365.864	1
99.416	99.433	99.449	99.458	99.466	99.474	99.482	99.491	99.499	2
27.052	26.872	26.690	26.598	26.505	26.411	26.316	26.221	26.125	3
14.374	14.198	14.020	13.929	13.838	13.745	13.652	13.558	13.463	4
9.888	9.722	9.553	9.466	9.379	9.291	9.202	9.112	9.020	5
7.718	7.559	7.396	7.313	7.229	7.143	7.057	6.969	6.880	6
6.469	6.314	6.155	6.074	5.992	5.908	5.824	5.737	5.650	7
5.667	5.515	5.359	5.279	5.198	5.116	5.032	4.946	4.859	8
5.111	4.962	4.808	4.729	4.649	4.567	4.483	4.398	4.311	9
4.706	4.558	4.405	4.327	4.247	4.165	4.082	3.996	3.909	10
4.397	4.251	4.099	4.021	3.941	3.860	3.776	3.690	3.602	11
4.155	4.010	3.858	3.780	3.701	3.619	3.535	3.449	3.361	12
3.960	3.815	3.665	3.587	3.507	3.425	3.341	3.255	3.165	13
3.800	3.656	3.505	3.427	3.348	3.266	3.181	3.094	3.004	14
3.666	3.522	3.372	3.294	3.214	3.132	3.047	2.959	2.868	15
3.553	3.409	3.259	3.181	3.101	3.018	2.933	2.845	2.753	16
3.455	3.312	3.162	3.084	3.003	2.920	2.835	2.746	2.653	17
3.371	3.227	3.077	2.999	2.919	2.835	2.749	2.660	2.566	18
3.297	3.153	3.003	2.925	2.844	2.761	2.674	2.584	2.489	19
3.231	3.088	2.938	2.859	2.778	2.695	2.608	2.517	2.421	20
3.173	3.030	2.880	2.801	2.720	2.636	2.548	2.457	2.360	21
3.121	2.978	2.827	2.749	2.667	2.583	2.495	2.403	2.305	22
3.074	2.931	2.781	2.702	2.620	2.535	2.447	2.354	2.256	23
3.032	2.889	2.738	2.659	2.577	2.492	2.403	2.310	2.211	24
2.993	2.850	2.699	2.620	2.538	2.453	2.364	2.270	2.169	25
2.958	2.815	2.664	2.585	2.503	2.417	2.327	2.233	2.131	26
2.926	2.783	2.632	2.552	2.470	2.384	2.294	2.198	2.097	27
2.896	2.753	2.602	2.522	2.440	2.354	2.263	2.167	2.064	28
2.868	2.726	2.574	2.495	2.412	2.325	2.234	2.138	2.034	29
2.843	2.700	2.549	2.469	2.386	2.299	2.208	2.111	2.006	30
2.820	2.677	2.525	2.445	2.362	2.275	2.183	2.086	1.980	31
2.798	2.655	2.503	2.423	2.340	2.252	2.160	2.062	1.956	32
2.777	2.634	2.482	2.402	2.319	2.231	2.139	2.040	1.933	33
2.758	2.615	2.463	2.383	2.299	2.211	2.118	2.019	1.911	34
2.740	2.597	2.445	2.364	2.281	2.193	2.099	2.000	1.891	35
2.723	2.580	2.428	2.347	2.263	2.175	2.082	1.981	1.872	36
2.707	2.564	2.412	2.331	2.247	2.159	2.065	1.964	1.854	37
2.692	2.549	2.397	2.316	2.232	2.143	2.049	1.947	1.837	38
2.678	2.535	2.382	2.302	2.217	2.128	2.034	1.932	1.820	39
2.665	2.522	2.369	2.288	2.203	2.114	2.019	1.917	1.805	40
2.496	2.352	2.198	2.115	2.028	1.936	1.836	1.726	1.601	60
2.415	2.271	2.115	2.032	1.944	1.849	1.746	1.630	1.494	80
2.336	2.192	2.035	1.950	1.860	1.763	1.656	1.533	1.381	120
2.260	2.114	1.956	1.870	1.778	1.677	1.565	1.432	1.250	240
2.185	2.039	1.878	1.791	1.696	1.592	1.473	1.325	1.000	∞

F 分布表 (3)

$a = 0.025$

df_2 \ df_1	1	2	3	4	5	6	7	8	9	10
1	647.789	799.500	864.163	899.583	921.848	937.111	948.217	956.656	963.285	968.627
2	38.506	39.000	39.165	39.248	39.298	39.331	39.355	39.373	39.387	39.398
3	17.443	16.044	15.439	15.101	14.885	14.735	14.624	14.540	14.473	14.419
4	12.218	10.649	9.979	9.605	9.364	9.197	9.074	8.980	8.905	8.844
5	10.007	8.434	7.764	7.388	7.146	6.978	6.853	6.757	6.681	6.619
6	8.813	7.260	6.599	6.227	5.988	5.820	5.695	5.600	5.523	5.461
7	8.073	6.542	5.890	5.523	5.285	5.119	4.995	4.899	4.823	4.761
8	7.571	6.059	5.416	5.053	4.817	4.652	4.529	4.433	4.357	4.295
9	7.209	5.715	5.078	4.718	4.484	4.320	4.197	4.102	4.026	3.964
10	6.937	5.456	4.826	4.468	4.236	4.072	3.950	3.855	3.779	3.717
11	6.724	5.256	4.630	4.275	4.044	3.881	3.759	3.664	3.588	3.526
12	6.554	5.096	4.474	4.121	3.891	3.728	3.607	3.512	3.436	3.374
13	6.414	4.965	4.347	3.996	3.767	3.604	3.483	3.388	3.312	3.250
14	6.298	4.857	4.242	3.892	3.663	3.501	3.380	3.285	3.209	3.147
15	6.200	4.765	4.153	3.804	3.576	3.415	3.293	3.199	3.123	3.060
16	6.115	4.687	4.077	3.729	3.502	3.341	3.219	3.125	3.049	2.986
17	6.042	4.619	4.011	3.665	3.438	3.277	3.156	3.061	2.985	2.922
18	5.978	4.560	3.954	3.608	3.382	3.221	3.100	3.005	2.929	2.866
19	5.922	4.508	3.903	3.559	3.333	3.172	3.051	2.956	2.880	2.817
20	5.871	4.461	3.859	3.515	3.289	3.128	3.007	2.913	2.837	2.774
21	5.827	4.420	3.819	3.475	3.250	3.090	2.969	2.874	2.798	2.735
22	5.786	4.383	3.783	3.440	3.215	3.055	2.934	2.839	2.763	2.700
23	5.750	4.349	3.750	3.408	3.183	3.023	2.902	2.808	2.731	2.668
24	5.717	4.319	3.721	3.379	3.155	2.995	2.874	2.779	2.703	2.640
25	5.686	4.291	3.694	3.353	3.129	2.969	2.848	2.753	2.677	2.613
26	5.659	4.265	3.670	3.329	3.105	2.945	2.824	2.729	2.653	2.590
27	5.633	4.242	3.647	3.307	3.083	2.923	2.802	2.707	2.631	2.568
28	5.610	4.221	3.626	3.286	3.063	2.903	2.782	2.687	2.611	2.547
29	5.588	4.201	3.607	3.267	3.044	2.884	2.763	2.669	2.592	2.529
30	5.568	4.182	3.589	3.250	3.026	2.867	2.746	2.651	2.575	2.511
31	5.549	4.165	3.573	3.234	3.010	2.851	2.730	2.635	2.558	2.495
32	5.531	4.149	3.557	3.218	2.995	2.836	2.715	2.620	2.543	2.480
33	5.515	4.134	3.543	3.204	2.981	2.822	2.701	2.606	2.529	2.466
34	5.499	4.120	3.529	3.191	2.968	2.808	2.688	2.593	2.516	2.453
35	5.485	4.106	3.517	3.179	2.956	2.796	2.676	2.581	2.504	2.440
36	5.471	4.094	3.505	3.167	2.944	2.785	2.664	2.569	2.492	2.429
37	5.458	4.082	3.493	3.156	2.933	2.774	2.653	2.558	2.481	2.418
38	5.446	4.071	3.483	3.145	2.923	2.763	2.643	2.548	2.471	2.407
39	5.435	4.061	3.473	3.135	2.913	2.754	2.633	2.538	2.461	2.397
40	5.424	4.051	3.463	3.126	2.904	2.744	2.624	2.529	2.452	2.388
60	5.286	3.925	3.343	3.008	2.786	2.627	2.507	2.412	2.334	2.270
80	5.218	3.864	3.284	2.950	2.730	2.571	2.450	2.355	2.277	2.213
120	5.152	3.805	3.227	2.894	2.674	2.515	2.395	2.299	2.222	2.157
240	5.088	3.746	3.171	2.839	2.620	2.461	2.341	2.245	2.167	2.102
∞	5.024	3.689	3.116	2.786	2.567	2.408	2.288	2.192	2.114	2.048

12	15	20	24	30	40	60	120	∞	df_1 / df_2
976.708	984.867	993.103	997.249	1001.414	1005.598	1009.800	1014.020	1018.258	1
39.415	39.431	39.448	39.456	39.465	39.473	39.481	39.490	39.498	2
14.337	14.253	14.167	14.124	14.081	14.037	13.992	13.947	13.902	3
8.751	8.657	8.560	8.511	8.461	8.411	8.360	8.309	8.257	4
6.525	6.428	6.329	6.278	6.227	6.175	6.123	6.069	6.015	5
5.366	5.269	5.168	5.117	5.065	5.012	4.959	4.904	4.849	6
4.666	4.568	4.467	4.415	4.362	4.309	4.254	4.199	4.142	7
4.200	4.101	3.999	3.947	3.894	3.840	3.784	3.728	3.670	8
3.868	3.769	3.667	3.614	3.560	3.505	3.449	3.392	3.333	9
3.621	3.522	3.419	3.365	3.311	3.255	3.198	3.140	3.080	10
3.430	3.330	3.226	3.173	3.118	3.061	3.004	2.944	2.883	11
3.277	3.177	3.073	3.019	2.963	2.906	2.848	2.787	2.725	12
3.153	3.053	2.948	2.893	2.837	2.780	2.720	2.659	2.595	13
3.050	2.949	2.844	2.789	2.732	2.674	2.614	2.552	2.487	14
2.963	2.862	2.756	2.701	2.644	2.585	2.524	2.461	2.395	15
2.889	2.788	2.681	2.625	2.568	2.509	2.447	2.383	2.316	16
2.825	2.723	2.616	2.560	2.502	2.442	2.380	2.315	2.247	17
2.769	2.667	2.559	2.503	2.445	2.384	2.321	2.256	2.187	18
2.720	2.617	2.509	2.452	2.394	2.333	2.270	2.203	2.133	19
2.676	2.573	2.464	2.408	2.349	2.287	2.223	2.156	2.085	20
2.637	2.534	2.425	2.368	2.308	2.246	2.182	2.114	2.042	21
2.602	2.498	2.389	2.331	2.272	2.210	2.145	2.076	2.003	22
2.570	2.466	2.357	2.299	2.239	2.176	2.111	2.041	1.968	23
2.541	2.437	2.327	2.269	2.209	2.146	2.080	2.010	1.935	24
2.515	2.411	2.300	2.242	2.182	2.118	2.052	1.981	1.906	25
2.491	2.387	2.276	2.217	2.157	2.093	2.026	1.954	1.878	26
2.469	2.364	2.253	2.195	2.133	2.069	2.002	1.930	1.853	27
2.448	2.344	2.232	2.174	2.112	2.048	1.980	1.907	1.829	28
2.430	2.325	2.213	2.154	2.092	2.028	1.959	1.886	1.807	29
2.412	2.307	2.195	2.136	2.074	2.009	1.940	1.866	1.787	30
2.396	2.291	2.178	2.119	2.057	1.991	1.922	1.848	1.768	31
2.381	2.275	2.163	2.103	2.041	1.975	1.905	1.831	1.750	32
2.366	2.261	2.148	2.088	2.026	1.960	1.890	1.815	1.733	33
2.353	2.248	2.135	2.075	2.012	1.946	1.875	1.799	1.717	34
2.341	2.235	2.122	2.062	1.999	1.932	1.861	1.785	1.702	35
2.329	2.223	2.110	2.049	1.986	1.919	1.848	1.772	1.687	36
2.318	2.212	2.098	2.038	1.974	1.907	1.836	1.759	1.674	37
2.307	2.201	2.088	2.027	1.963	1.896	1.824	1.747	1.661	38
2.298	2.191	2.077	2.017	1.953	1.885	1.813	1.735	1.649	39
2.288	2.182	2.068	2.007	1.943	1.875	1.803	1.724	1.637	40
2.169	2.061	1.944	1.882	1.815	1.744	1.667	1.581	1.482	60
2.111	2.003	1.884	1.820	1.752	1.679	1.599	1.508	1.400	80
2.055	1.945	1.825	1.760	1.690	1.614	1.530	1.433	1.310	120
1.999	1.888	1.766	1.700	1.628	1.549	1.460	1.354	1.206	240
1.945	1.833	1.708	1.640	1.566	1.484	1.388	1.268	1.000	∞

F 分布表（4）

$\alpha = 0.05$

df_2 \ df_1	1	2	3	4	5	6	7	8	9	10
1	161.448	199.500	215.707	224.583	230.162	233.986	236.768	238.883	240.543	241.882
2	18.513	19.000	19.164	19.247	19.296	19.330	19.353	19.371	19.385	19.396
3	10.128	9.552	9.277	9.117	9.013	8.941	8.887	8.845	8.812	8.786
4	7.709	6.944	6.591	6.388	6.256	6.163	6.094	6.041	5.999	5.964
5	6.608	5.786	5.409	5.192	5.050	4.950	4.876	5.818	4.772	4.735
6	5.987	5.143	4.757	4.534	4.387	4.284	4.207	4.147	4.099	4.060
7	5.591	4.737	4.347	4.120	3.972	3.866	3.787	3.726	3.677	3.637
8	5.318	4.459	4.066	3.838	3.687	3.581	3.500	3.438	3.388	3.347
9	5.117	4.256	3.863	3.633	3.482	3.374	3.293	3.230	3.179	3.137
10	4.965	4.103	3.708	3.478	3.326	3.217	3.135	3.072	3.020	2.978
11	4.844	3.982	3.587	3.357	3.204	3.095	3.012	2.948	2.896	2.854
12	4.747	3.885	3.490	3.259	3.106	2.996	2.913	2.849	2.796	2.753
13	4.667	3.806	3.411	3.179	3.025	2.915	2.832	2.767	2.714	2.671
14	4.600	3.739	3.344	3.112	2.958	2.848	2.764	2.699	2.646	2.602
15	4.543	3.682	3.287	3.056	2.901	2.790	2.707	2.641	2.588	2.544
16	4.494	3.634	3.239	3.007	2.852	2.741	2.657	2.591	2.538	2.494
17	4.451	3.592	3.197	2.965	2.810	2.699	2.614	2.548	2.494	2.450
18	4.414	3.555	3.160	2.928	2.773	2.661	2.577	2.510	2.456	2.412
19	4.381	3.522	3.127	2.895	2.740	2.628	2.544	2.477	2.423	2.378
20	4.351	3.493	3.098	2.866	2.711	2.599	2.514	2.447	2.393	2.348
21	4.325	3.467	3.072	2.840	2.685	2.573	2.488	2.420	2.366	2.321
22	4.301	3.443	3.049	2.817	2.661	2.549	2.464	2.397	2.342	2.297
23	4.279	3.422	3.028	2.796	2.640	2.528	2.442	2.375	2.320	2.275
24	4.260	3.403	3.009	2.776	2.621	2.508	2.423	2.355	2.300	2.255
25	4.242	3.385	2.991	2.759	2.603	2.490	2.405	2.337	2.282	2.236
26	4.225	3.369	2.975	2.743	2.587	2.474	2.388	2.321	2.265	2.220
27	4.210	3.354	2.960	2.728	2.572	2.459	2.373	2.305	2.250	2.204
28	4.196	3.340	2.947	2.714	2.558	2.445	2.359	2.291	2.236	2.190
29	4.183	3.328	2.934	2.701	2.545	2.432	2.346	2.278	2.223	2.177
30	4.171	3.316	2.922	2.690	2.534	2.421	2.334	2.266	2.211	2.165
31	4.160	3.305	2.911	2.679	2.523	2.409	2.323	2.255	2.199	2.153
32	4.149	3.295	2.901	2.668	2.512	2.399	2.313	2.244	2.189	2.142
33	4.139	3.285	2.892	2.659	2.503	2.389	2.303	2.235	2.179	2.133
34	4.130	3.276	2.883	2.650	2.494	2.380	2.294	2.225	2.170	2.123
35	4.121	3.267	2.874	2.641	2.485	2.372	2.285	2.217	2.161	2.114
36	4.113	3.259	2.866	2.634	2.477	2.364	2.277	2.209	2.153	2.106
37	4.105	3.252	2.859	2.626	2.470	2.356	2.270	2.201	2.145	2.098
38	4.098	3.245	2.852	2.619	2.463	2.349	2.262	2.194	2.138	2.091
39	4.091	3.238	2.845	2.612	2.456	2.342	2.255	2.187	2.131	2.084
40	4.085	3.232	2.839	2.606	2.449	2.336	2.249	2.180	2.124	2.077
60	4.001	3.150	2.758	2.525	2.368	2.254	2.167	2.097	2.040	1.993
80	3.960	3.111	2.719	2.486	2.329	2.214	2.126	2.056	1.999	1.951
120	3.920	3.072	2.680	2.447	2.290	2.175	2.087	2.016	1.959	1.910
240	3.880	3.033	2.642	2.409	2.252	2.136	2.048	1.977	1.919	1.870
∞	3.841	2.996	2.605	2.372	2.214	2.099	2.010	1.938	1.880	1.831

12	15	20	24	30	40	60	120	∞	df_1 / df_2
243.906	245.950	248.013	249.052	250.095	251.143	252.196	253.253	254.314	1
19.413	19.429	19.446	19.454	19.462	19.471	19.479	19.487	19.496	2
8.745	8.703	8.660	8.639	8.617	8.594	8.572	8.549	8.526	3
5.912	5.858	5.803	5.774	5.746	5.717	5.688	5.658	5.628	4
4.678	4.619	4.558	4.527	4.496	4.464	4.431	4.398	4.365	5
4.000	3.938	3.874	3.841	3.808	3.774	3.740	3.705	3.669	6
3.575	3.511	3.445	3.410	3.376	3.340	3.304	3.267	3.230	7
3.284	3.218	3.150	3.115	3.079	3.043	3.005	2.967	2.928	8
3.073	3.006	2.936	2.900	2.864	2.826	2.787	2.748	2.707	9
2.913	2.845	2.774	2.737	2.700	2.661	2.621	2.580	2.538	10
2.788	2.719	2.646	2.609	2.570	2.531	2.490	2.448	2.404	11
2.687	2.617	2.544	2.505	2.466	2.426	2.384	2.341	2.296	12
2.604	2.533	2.459	2.420	2.380	2.339	2.297	2.252	2.206	13
2.534	2.463	2.388	2.349	2.308	2.266	2.223	2.178	2.131	14
2.475	2.403	2.328	2.288	2.247	2.204	2.160	2.114	2.066	15
2.425	2.352	2.276	2.235	2.194	2.151	2.106	2.059	2.010	16
2.381	2.308	2.230	2.190	2.148	2.104	2.058	2.011	1.960	17
2.342	2.269	2.191	2.150	2.107	2.063	2.017	1.968	1.917	18
2.308	2.234	2.155	2.114	2.071	2.026	1.980	1.930	1.878	19
2.278	2.203	2.124	2.082	2.039	1.994	1.946	1.896	1.843	20
2.250	2.176	2.096	2.054	2.010	1.965	1.916	1.866	1.812	21
2.226	2.151	2.071	2.028	1.984	1.938	1.889	1.838	1.783	22
2.204	2.128	2.048	2.005	1.961	1.914	1.865	1.813	1.757	23
2.183	2.108	2.027	1.984	1.939	1.892	1.842	1.790	1.733	24
2.165	2.089	2.007	1.964	1.919	1.872	1.822	1.768	1.711	25
2.148	2.072	1.990	1.946	1.901	1.853	1.803	1.749	1.691	26
2.132	2.056	1.974	1.930	1.884	1.836	1.785	1.731	1.672	27
2.118	2.041	1.959	1.915	1.869	1.820	1.769	1.714	1.654	28
2.104	2.027	1.945	1.901	1.854	1.806	1.754	1.698	1.638	29
2.092	2.015	1.932	1.887	1.841	1.792	1.740	1.683	1.622	30
2.080	2.003	1.920	1.875	1.828	1.779	1.726	1.670	1.608	31
2.070	1.992	1.908	1.864	1.817	1.767	1.714	1.657	1.594	32
2.060	1.982	1.898	1.853	1.806	1.756	1.702	1.645	1.581	33
2.050	1.972	1.888	1.843	1.795	1.745	1.691	1.633	1.569	34
2.041	1.963	1.878	1.833	1.786	1.735	1.681	1.623	1.558	35
2.033	1.954	1.870	1.824	1.776	1.726	1.671	1.612	1.547	36
2.025	1.946	1.861	1.816	1.768	1.717	1.662	1.603	1.537	37
2.017	1.939	1.853	1.808	1.760	1.708	1.653	1.594	1.527	38
2.010	1.931	1.846	1.800	1.752	1.700	1.645	1.585	1.518	39
2.003	1.924	1.839	1.793	1.744	1.693	1.637	1.577	1.509	40
1.917	1.836	1.748	1.700	1.649	1.594	1.534	1.467	1.389	60
1.875	1.793	1.703	1.654	1.602	1.545	1.482	1.411	1.325	80
1.834	1.750	1.659	1.608	1.554	1.495	1.429	1.352	1.254	120
1.793	1.708	1.614	1.563	1.507	1.445	1.375	1.290	1.170	240
1.752	1.666	1.571	1.517	1.459	1.394	1.318	1.221	1.000	∞

F 分布表 (5)

$a = 0.1$

df_2 \ df_1	1	2	3	4	5	6	7	8	9	10
1	39.863	49.500	53.593	55.833	57.240	58.204	58.906	59.439	59.858	60.195
2	8.526	9.000	9.162	9.243	9.293	9.326	9.349	9.367	9.381	9.392
3	5.538	5.462	5.391	5.343	5.309	5.285	5.266	5.252	5.240	5.230
4	4.545	4.325	4.191	4.107	4.051	4.010	3.979	3.955	3.936	3.920
5	4.060	3.780	3.619	3.520	3.453	3.405	3.368	3.339	3.316	3.297
6	3.776	3.463	3.289	3.181	3.108	3.055	3.014	2.983	2.958	2.937
7	3.589	3.257	3.074	2.961	2.883	2.827	2.785	2.752	2.725	2.703
8	3.458	3.113	2.924	2.806	2.726	2.668	2.624	2.589	2.561	2.538
9	3.360	3.006	2.813	2.693	2.611	2.551	2.505	2.469	2.440	2.416
10	3.285	2.924	2.728	2.605	2.522	2.461	2.414	2.377	2.347	2.323
11	3.225	2.860	2.660	2.536	2.451	2.389	2.342	2.304	2.274	2.248
12	3.177	2.807	2.606	2.480	2.394	2.331	2.283	2.245	2.214	2.188
13	3.136	2.763	2.560	2.434	2.347	2.283	2.234	2.195	2.164	2.138
14	3.102	2.726	2.522	2.395	2.307	2.243	2.193	2.154	2.122	2.095
15	3.073	2.695	2.490	2.361	2.273	2.208	2.158	2.119	2.086	2.059
16	3.048	2.668	2.462	2.333	2.244	2.178	2.128	2.088	2.055	2.028
17	3.026	2.645	2.437	2.308	2.218	2.152	2.102	2.061	2.028	2.001
18	3.007	2.624	2.416	2.286	2.196	2.130	2.079	2.038	2.005	1.977
19	2.990	2.606	2.397	2.266	2.176	2.109	2.058	2.017	1.984	1.956
20	2.975	2.589	2.380	2.249	2.158	2.091	2.040	1.999	1.965	1.937
21	2.961	2.575	2.365	2.233	2.142	2.075	2.023	1.982	1.948	1.920
22	2.949	2.561	2.351	2.219	2.128	2.060	2.008	1.967	1.933	1.904
23	2.937	2.549	2.339	2.207	2.115	2.047	1.995	1.953	1.919	1.890
24	2.927	2.538	2.327	2.195	2.103	2.035	1.983	1.941	1.906	1.877
25	2.918	2.528	2.317	2.184	2.092	2.024	1.971	1.929	1.895	1.866
26	2.909	2.519	2.307	2.174	2.082	2.014	1.961	1.919	1.884	1.855
27	2.901	2.511	2.299	2.165	2.073	2.005	1.952	1.909	1.874	1.845
28	2.894	2.503	2.291	2.157	2.064	1.996	1.943	1.900	1.865	1.836
29	2.887	2.495	2.283	2.149	2.057	1.988	1.935	1.892	1.857	1.827
30	2.881	2.489	2.276	2.142	2.049	1.980	1.927	1.884	1.849	1.819
31	2.875	2.482	2.270	2.136	2.042	1.973	1.920	1.877	1.842	1.812
32	2.869	2.477	2.263	2.129	2.036	1.967	1.913	1.870	1.835	1.805
33	2.864	2.471	2.258	2.123	2.030	1.961	1.907	1.864	1.828	1.799
34	2.859	2.466	2.252	2.118	2.024	1.955	1.901	1.858	1.822	1.793
35	2.855	2.461	2.247	2.113	2.019	1.950	1.896	1.852	1.817	1.787
36	2.850	2.456	2.243	2.108	2.014	1.945	1.891	1.847	1.811	1.781
37	2.846	2.452	2.238	2.103	2.009	1.940	1.886	1.842	1.806	1.776
38	2.842	2.448	2.234	2.099	2.005	1.935	1.881	1.838	1.802	1.772
39	2.839	2.444	2.230	2.095	2.001	1.931	1.877	1.833	1.797	1.767
40	2.835	2.440	2.226	2.091	1.997	1.927	1.873	1.829	1.793	1.763
60	2.791	2.393	2.177	2.041	1.946	1.875	1.819	1.775	1.738	1.707
80	2.769	2.370	2.154	2.016	1.921	1.849	1.793	1.748	1.711	1.680
120	2.748	2.347	2.130	1.992	1.896	1.824	1.767	1.722	1.684	1.652
240	2.727	2.325	2.107	1.968	1.871	1.799	1.742	1.696	1.658	1.625
∞	2.706	2.303	2.084	1.945	1.847	1.774	1.717	1.670	1.632	1.599

12	15	20	24	30	40	60	120	∞	df_1 / df_2
60.705	61.220	61.740	62.002	62.265	62.529	62.794	63.061	63.328	1
9.408	9.425	9.441	9.450	9.458	9.466	9.475	9.483	9.491	2
5.216	5.200	5.184	5.176	5.168	5.160	5.151	5.143	5.134	3
3.896	3.870	3.844	3.831	3.817	3.804	3.790	3.775	3.761	4
3.268	3.238	3.207	3.191	3.174	3.157	3.140	3.123	3.105	5
2.905	2.871	2.836	2.818	2.800	2.781	2.762	2.742	2.722	6
2.668	2.632	2.595	2.575	2.555	2.535	2.514	2.493	2.471	7
2.502	2.464	2.425	2.404	2.383	2.361	2.339	2.316	2.293	8
2.379	2.340	2.298	2.277	2.255	2.232	2.208	2.184	2.159	9
2.284	2.244	2.201	2.178	2.155	2.132	2.107	2.082	2.055	10
2.209	2.167	2.123	2.100	2.076	2.052	2.026	2.000	1.972	11
2.147	2.105	2.060	2.036	2.011	1.986	1.960	1.932	1.904	12
2.097	2.053	2.007	1.983	1.958	1.931	1.904	1.876	1.846	13
2.054	2.010	1.962	1.938	1.912	1.885	1.857	1.828	1.797	14
2.017	1.972	1.924	1.899	1.873	1.845	1.817	1.787	1.755	15
1.985	1.940	1.891	1.866	1.839	1.811	1.782	1.751	1.718	16
1.958	1.912	1.862	1.836	1.809	1.781	1.751	1.719	1.686	17
1.933	1.887	1.837	1.810	1.783	1.754	1.723	1.691	1.657	18
1.912	1.865	1.814	1.787	1.759	1.730	1.699	1.666	1.631	19
1.892	1.845	1.794	1.767	1.738	1.708	1.677	1.643	1.607	20
1.875	1.827	1.776	1.748	1.719	1.689	1.657	1.623	1.586	21
1.859	1.811	1.759	1.731	1.702	1.671	1.639	1.604	1.567	22
1.845	1.796	1.744	1.716	1.686	1.655	1.622	1.587	1.549	23
1.832	1.783	1.730	1.702	1.672	1.641	1.607	1.571	1.533	24
1.820	1.771	1.718	1.689	1.659	1.627	1.593	1.557	1.518	25
1.809	1.760	1.706	1.677	1.647	1.615	1.581	1.544	1.504	26
1.799	1.749	1.695	1.666	1.636	1.603	1.569	1.531	1.491	27
1.790	1.740	1.685	1.656	1.625	1.592	1.558	1.520	1.478	28
1.781	1.731	1.676	1.647	1.616	1.583	1.547	1.509	1.467	29
1.773	1.722	1.667	1.638	1.606	1.573	1.538	1.499	1.456	30
1.765	1.714	1.659	1.630	1.598	1.565	1.529	1.489	1.446	31
1.758	1.707	1.652	1.622	1.590	1.556	1.520	1.481	1.437	32
1.751	1.700	1.645	1.615	1.583	1.549	1.512	1.472	1.428	33
1.745	1.694	1.638	1.608	1.576	1.541	1.505	1.464	1.419	34
1.739	1.688	1.632	1.601	1.569	1.535	1.497	1.457	1.411	35
1.734	1.682	1.626	1.595	1.563	1.528	1.491	1.450	1.404	36
1.729	1.677	1.620	1.590	1.557	1.522	1.484	1.443	1.397	37
1.724	1.672	1.615	1.584	1.551	1.516	1.478	1.437	1.390	38
1.719	1.667	1.610	1.579	1.546	1.511	1.473	1.431	1.383	39
1.715	1.662	1.605	1.574	1.541	1.506	1.467	1.425	1.377	40
1.657	1.603	1.543	1.511	1.476	1.437	1.395	1.348	1.291	60
1.629	1.574	1.513	1.479	1.443	1.403	1.358	1.307	1.245	80
1.601	1.545	1.482	1.447	1.409	1.368	1.320	1.265	1.193	120
1.573	1.516	1.451	1.415	1.376	1.332	1.281	1.219	1.130	240
1.546	1.487	1.421	1.383	1.342	1.295	1.240	1.169	1.000	∞

付表9 ウィルコクソンの符号付順位検定表（T_aの値）

n \ a	.005	.01	.025	.05
1	—	—	—	—
2	—	—	—	—
3	—	—	—	—
4	—	—	—	—
5	—	—	—	0(.0312)
6	—	—	0(.0156)	2(.0469)
7	—	0(.0078)	2(.0234)	3(.0391)
8	0(.0039)	1(.0078)	3(.0195)	5(.0391)
9	1(.0039)	3(.0098)	5(.0195)	8(.0488)
10	3(.0049)	5(.0098)	8(.0244)	10(.0420)
11	5(.0049)	7(.0093)	10(.0210)	13(.0415)
12	7(.0046)	9(.0081)	13(.0212)	17(.0461)
13	9(.0040)	12(.0085)	17(.0239)	21(.0471)
14	12(.0043)	15(.0083)	21(.0247)	25(.0453)
15	15(.0042)	19(.0090)	25(.0240)	30(.0473)
16	19(.0046)	23(.0091)	29(.0222)	35(.0467)
17	23(.0047)	27(.0087)	34(.0224)	41(.0492)
18	27(.0045)	32(.0091)	40(.0241)	47(.0494)
19	32(.0047)	37(.0090)	46(.0247)	53(.0478)
20	37(.0047)	43(.0096)	52(.0242)	60(.0487)
21	42(.0045)	49(.0097)	58(.0230)	67(.0479)
22	48(.0046)	55(.0095)	65(.0231)	75(.0492)
23	54(.0046)	62(.0098)	73(.0242)	83(.0490)
24	61(.0048)	69(.0097)	81(.0245)	91(.0475)
25	68(.0048)	76(.0094)	89(.0241)	100(.0479)
26	75(.0047)	84(.0095)	98(.0247)	110(.0497)
27	83(.0048)	92(.0093)	107(.0246)	119(.0477)
28	91(.0048)	101(.0096)	116(.0239)	130(.0496)
29	100(.0049)	110(.0095)	126(.0240)	140(.0482)
30	109(.0050)	120(.0098)	137(.0249)	151(.0481)
31	118(.0049)	130(.0099)	147(.0239)	163(.0491)
32	128(.0050)	140(.0097)	159(.0249)	175(.0492)
33	138(.0049)	151(.0099)	170(.0242)	187(.0485)
34	148(.0048)	162(.0098)	182(.0242)	200(.0488)
35	159(.0048)	173(.0096)	195(.0247)	213(.0484)
36	171(.0050)	185(.0096)	208(.0248)	227(.0489)
37	182(.0048)	198(.0099)	221(.0245)	241(.0487)
38	194(.0048)	211(.0099)	235(.0247)	256(.0493)
39	207(.0049)	224(.0099)	249(.0246)	271(.0493)
40	220(.0049)	238(.0100)	264(.0249)	286(.0486)
41	233(.0048)	252(.0100)	279(.0248)	302(.0488)
42	247(.0049)	266(.0098)	294(.0245)	319(.0496)
43	261(.0048)	281(.0098)	310(.0245)	336(.0498)
44	276(.0049)	296(.0097)	327(.0250)	353(.0495)
45	291(.0049)	312(.0098)	343(.0244)	371(.0498)
46	307(.0050)	328(.0098)	361(.0249)	389(.0497)
47	322(.0048)	345(.0099)	378(.0245)	407(.0490)
48	339(.0050)	362(.0098)	396(.0244)	426(.0490)
49	355(.0049)	379(.0098)	415(.0247)	446(.0495)
50	373(.0050)	397(.0098)	434(.0247)	466(.0495)

かっこ内は表の値に対する正確な危険率である．
n は差が0を除いたデータのペア数である．

索 引

欧文索引

AVERAGE 151
Cauchy 分布 58
Charier の方法 8
CONFIDENCE 151
CORREL 155
EBN 4
ENIAC 真空管式電子計算機 149
F 分布 58
Fisher の直接確率法 109
Fisher の方法 8
Gauss 分布 53
Glaser 4
Gossett 58
Graunt 1
Grounded Theory 4
Halley 1
Kruskal-Wallis 検定 113
Laprass 分布 53
Pearson の式 23
Petty 1
PMI（PMR） 130
Poisson 分布 61
Snedecor 分布 58
STDEV 156
Strauss 4
Student の t 分布 58
Sturges の方法 8
t 値 74
t 分布 58
Welch の方法 99
WHO 4
Wilcoxon の符号付順位検定 112
Yates の連続補正 109
z 変換 74

和文索引

あ
悪性新生物 136, 137
アドイン 150

い
イェーツの連続補正 109
一元配置分散分析 117
一様分布 59
一致性 68
因果関係 37
因子 117
インフルエンザ 134

う
ウィルコクソンの符号付順位検定 112
ウェルチの方法 99

え
衛生状態 2
絵図表 144

か
回帰係数 40
回帰直線 40
回帰の概念 43
階級 8
カイ二乗（χ^2）分布 57, 107
ガウス分布 53
確率 45
仮説検定 83
片側検定 84
傾き 40
加法定理 46
間隔尺度 6
看護研究 2
関数ウィザード 151
完全相関 34
観測値 107

き
幾何図表 144
幾何分布 62
幾何平均 17
棄却 84, 85

危険率 84
記述統計 7
基準変数 40
帰無仮説 84
逆相関 34
級間変動 118
共分散 36
局所管理 117

く
区間推定 67
組み合わせ 50
グラウンデッドセオリー 4
クラスカル・ウォリス検定 113
グラント 1
グレイザー 4

け
系統抽出法 67
決定係数 41
限界水準 86
検出力（パワー） 85
検定統計量 84

こ
合計特殊出生率 129, 141
交互作用効果 118, 121
交互作用変動 121
公衆衛生看護 2
合理性 38
国民保健 129
誤差変動 2, 118
コーシー分布 58
ゴセット 58
婚姻 142
婚姻率 129

さ
最小二乗法 40
採択 84, 85
最頻値 21
錯覚回避 143

サブブロック　121
算術平均　15
散布図　35
散布度　25
サンプル数（標本数）　75

し
時間性　37
自殺　135
死産　140
死産率　129
事象　46
指数関数　34
指数分布　61
自然増加率　129
質的データ　5
四分位数　20
四分位偏差　30
死亡率　129
　——国際比較　136
　——年次推移　134
社会経済状態　2
尺度　5
シャリエの方法　8
周産期死亡率　129
従属人口指数　132
従属変数　40
集団間の差　2
主効果　118
出生　140
出生率　129
シュトラウス　4
順位相関係数　38
純再生産率　129, 141
順序尺度　6
順相関　34
順列　49
乗法定理　48
常用対数　8
将来推計人口　132
人口静態　130
人口増減率　131
人口動態　132
人口ピラミッド　131
心疾患　135, 138
真数　17

新生児死亡率　129
信頼区間　68
信頼係数　68
信頼度　68

す
水準　117
推測統計学　3
スタージスの方法　8
スチューデントの t 分布　58
スネデカー分布　58

せ
正規確率紙　56
正規近似　90, 103
正規分布　53
生産年齢人口　131
生物統計　2
正方行列　125
世界保健機関　4
積和　37
絶対的零点　6
切片　40
説明変数　40
線形相関　34
染色体異常　135
全数調査　65
全体の標準偏差　29
先天奇形　135
全変動　118

そ
相関　33
相関関係　37
相関係数　33, 34
早期新生児死亡率　129
総再生産率　129, 141
総人口　130
相対的散布度　30
相対度数　9
層別抽出法　67
粗再生産率　129, 141

た
第 1 次ベビーブーム　131
第 1 種の過誤　85

対応　95
対応あり　102
対数　17
対数正規確率紙　57
対数正規分布　54
第 2 次ベビーブーム　131, 140
第 2 種の過誤　85
代表値　15
タイ補正　115
対立仮説　84
多段抽出法　67

ち・つ
地区診断　2
中央値　19
調和平均　18
通信連絡網　2

て
適合度の検定　107
点推定　67

と
統計関数　151
統計図表　143, 144
統計地図　144
統計的な関係　33
同等性試験　76
特異性　37
特性値　15
独立事象　48
独立性の検定　109
独立変数　40
度数曲線　10
度数多角形　10
度数分布図　10
度数分布表　7
都道府県別出生　142
都道府県別年齢調整死亡率　140

な・に
並数　21
二元配置分散分析　121
二項検定　90
二項分布　60
乳児死亡　140

乳児死亡率　129
妊産婦死亡率　129

ね

年少人口　131
年齢調整死亡率　130
年齢別死亡　134
年齢別死亡率　130

の

脳血管疾患　139
ノンパラメトリック検定　113

は

肺炎　139
排反事象　46
箱ヒゲ図　11
ハズレ値　23, 30
パーセンタイル値　20
パラメータ　68
範囲　8, 30
反復　117

ひ

ピアソンの式　23
比尺度　6
ヒストグラム　10
非線形相関　34
ひのえうま　140
百分位数　20
標準化　54
標準誤差　41, 74
標準偏差　26
　——全体　29
　——の和　29
標本　65
標本数（サンプル数）　75
　——等しくない場合　80
　——2つの標本比率の検定　78
　——2つの標本平均の検定　79
　——母比率の検定　76
　——母平均の検定　77
標本設計　75
標本相関係数　91
標本比率　71

非劣性試験　76

ふ

フィッシャーの直接確率法　109
フィッシャーの方法　8
副作用　3
符号検定　111
2つの標本比率の検定に必要な標本数　78
2つの標本平均の検定に必要な標本数　79
不偏推定値　68
不偏性　68
普遍性　37
不偏標準偏差　26
不偏分散　26
不慮の事故　135
分散　26
分析ツール　149
分布幅　30

へ

平均値　15
　——差の検定　95
平均偏差　30
ペティ　1
ベルヌイ試行　62
変異係数　30
偏差の積和　36
変量モデル　118

ほ

ポアソン分布　61
保健統計　1
　——指標　4
母集団　65
母数モデル　118
母相関係数　74, 91
母比率　71
母比率の検定　90
　——必要な標本数　76
母分散既知　68, 96
母分散の検定　97
母分散未知　70, 88, 97
母平均の検定に必要な標本数　77

み・む

密接性　37
無作為抽出法　66
無相関　34
無名数　30

め・ゆ

名義尺度　6
メディアン　19
有意　74
有意水準　84
優越性試験　75
有効推定量　68
有効性　68

よ・ら

余事象　48
予防接種　3
ラテン方格　125
ラプラスの定理　60
ラプラス分布　53
乱数サイ　66
乱数表　66

り

罹患率　130
離婚　142
離婚率　129
離散一様分布　59
流行値　21
両側検定　84
量的データ　5
理論値　107

る・れ

累積相対度数　9, 56
累積度数　9
累積百分率　56
連続補正　90

ろ・わ

老年人口　131
ワクチン　3

やさしい保健統計学(改訂第5版増補)

1994年 2月25日 第1版第1刷発行	著 者 縣　俊彦
2003年 4月15日 第3版第1刷発行	発行者 小立健太
2007年 4月15日 第4版第1刷発行	発行所 株式会社 南 江 堂
2013年 1月 1日 第5版第1刷発行	☏113-8410 東京都文京区本郷三丁目42番6号
2019年 3月31日 第5版増補1刷発行	☎(出版)03-3811-7235　(営業)03-3811-7239
2025年 2月20日 第5版増補4刷発行	ホームページ https://www.nankodo.co.jp/
	印刷・製本 小宮山印刷工業

Health Statistics Made Simple
Ⓒ Nankodo Co., Ltd., 2019

定価は表紙に表示してあります．
落丁・乱丁の場合はお取り替えいたします．

Printed and Bound in Japan
ISBN978-4-524-24124-8

本書の無断複製を禁じます．
JCOPY〈出版者著作権管理機構　委託出版物〉
本書の無断複製は，著作権法上での例外を除き禁じられています．複製される場合は，そのつど事前に，出版者著作権管理機構(TEL 03-5244-5088, FAX 03-5244-5089, e-mail: info@jcopy.or.jp)の許諾を得てください．

本書の複製(複写，スキャン，デジタルデータ化等)を無許諾で行う行為は，著作権法上での限られた例外(「私的使用のための複製」等)を除き禁じられています．大学，病院，企業等の内部において，業務上使用する目的で上記の行為を行うことは私的使用には該当せず違法です．また私的使用であっても，代行業者等の第三者に依頼して上記の行為を行うことは違法です．